# Der Rathgeber

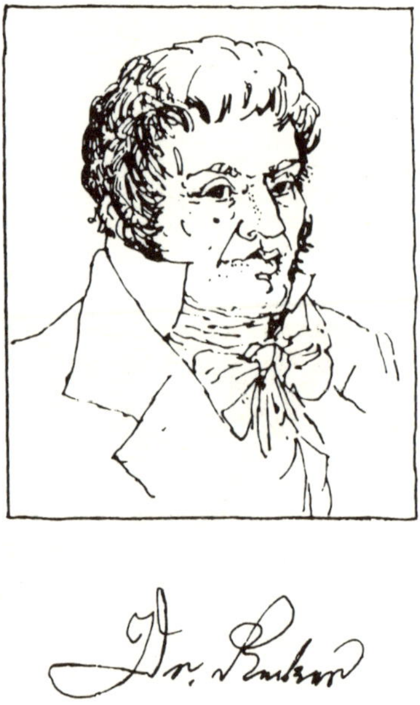

# Der Rathgeber vor bei und nach dem Beischlafe

oder faßliche Anweisung, den
Beischlaf so auszuüben, daß
der Gesundheit kein Nachtheil zugefügt,
und die Vermehrung des Geschlechts
durch schöne, gesunde und starke
Kinder befördert wird.

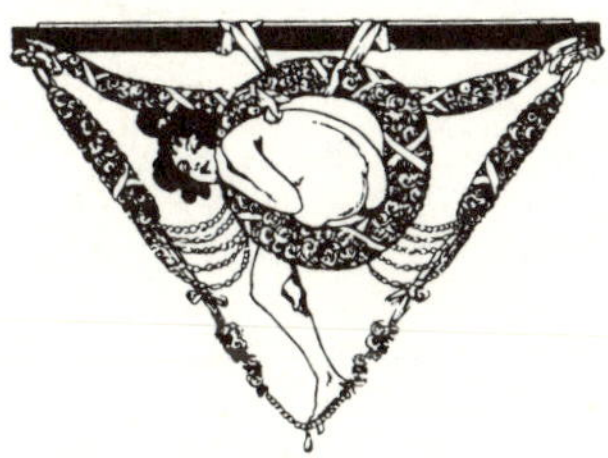

PANORAMA

Panorama-Verlag, Wiesbaden
ISBN 3-926642-05-X
Neuauflage der Ausgabe von 1816
Für den Buchschmuck wurden Illustrationen
von Franz v. Bayros verwendet

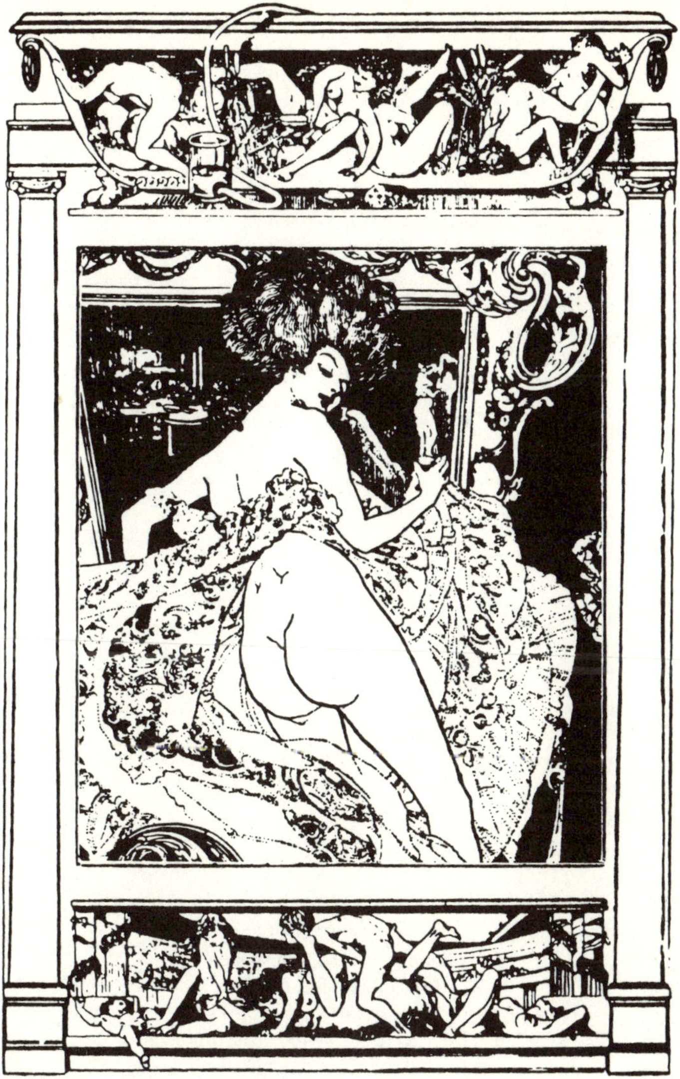

## Vorrede zur ersten Auflage.

Unter allen Gegenständen, welche die Aufmerksamkeit des Jünglings wie des Greises reizen, ist wohl keiner so bedeutend, so sehr anziehend, als der, den diese Schrift behandelt. Ich wünschte, durch sie über ihn mehr Licht in den mittlern Ständen zu verbreiten, Manches zur Sprache zu bringen, was Jeder wissen sollte, und nur Wenige zu wissen pflegen. Man hat verschiedenemale schon den Wunsch geäußert, namentlich der verehrungswerthe Geheimerath Hufeland selbst in seiner Makrobiotik, daß Neuverheuratheten ein Büchelchen in die Hände gegeben werden möchte, das sie über den (physischen) Zweck der Ehe, und die Mittel, ihn sicher zu erreichen, ohne den andern Bestimmungen der Organisation Eintrag zu thun, belehrte: vielleicht ist es dazu geeignet, und der Verfasser würde sich sehr freuen, wenn unpartheische Richter den Ausspruch fällten, diesen Zweck erreicht zu haben.

## Vorrede zur sechsten Auflage.

Es sollte die sechste Auflage allerdings die siebente heißen, da die fünfte wegen Kürze der Zeit, ohngeachtet sie sehr stark war, unverändert im Jahr 1809 aufs neue gedruckt werden mußte. – Endlich hat der Verfasser das Vergnügen, eine neue Auflage wieder besorgen zu können, in der er denn so Manches wieder änderte und zu bessern bemüht war. Möge diese Schrift denn auch ferner dem Zweck, den die Vorrede zur ersten Auflage angiebt, entsprechen.

Leipzig, im Jan. 1816. Dr. Becker.

## Einleitung.

Der Beischlaf ist gewiß eine der wichtigsten, ja vielleicht die wichtigste Verrichtung, für welche die thierische Oekonomie des Menschen bestimmt ist. Wer weiß nicht, wie alles auf ihn ankommt, das Geschlecht des Herrn dieser Erde zu erhalten? Wer weiß nicht, daß er die süßesten Freuden in sich faßt, für deren Genuß so mancher Andre alles aufopfert, was ihm das Schicksal oder die Vorsehung an Glücksgütern gegeben hatte? Daß durch seinen Genuß gleich sehr oft das Glück oder Unglück der künftigen Generation, die ihm ihr Daseyn verdankt, u. derer, die ihr das Daseyn gegeben, bestimmt wird? Ueberlegt man, daß von den Umständen, unter welchen er Statt findet, Schande und Ehre, Gesundheit, oder ein Leben, das in der dasselbe begleitenden Kränklichkeit jeden Augenblick zu erlöschen droht, Geistesgröße selbst oder Beschränkung der Kräfte dieses, Frohsinn und Düsternheit, und wer weiß sonst noch alles abhängt: wahrlich! dann ist man es sich selbst schuldig über einen Gegenstand genauer nachzudenken, der den Meisten nichts, als eine Reihe von üppigen Bildern darstellt, an welchen sich ihre verdorbene, irregeführte Phantasie so lange letzt, bis sie am Ende unfähig wird, der Aufmerksamkeit anderer, ernsthaft zu behandelnder, Gegenstände ein Opfer zu bringen.

Der Verfasser dieser Blätter glaubt daher kein unnützes Geschäft übernommen zu haben, wenn er dem Leser jedes Standes den Weg vorzeichnet, den er bei seinem Nachdenken darüber betreten muß. So bescheiden er auch ist, so glaubt er doch kein ganz unbedeutendes Verdienst um seine Zeitgenossen sich erworben zu haben, wenn es ihm glückte, sie mit dem allen genauer bekannt zu machen, was darauf hinaus geht, den Beischlaf, das Werk des thierischen Menschen, dadurch zu veredeln, daß er immer mit Bezug auf den großen Zweck, die bedeutenden Absichten gedacht wird, welche die Natur mit ihm zu erreichen sich vornahm. Er wird sich freuen, wenn seine Leser in dem Kenntnisse erlangen, was ihn unschädlich macht, was ihn lehrt, wie sie bei seinem Genusse sicherer ihren Zweck erreichen können, als es sonst der Fall ist. Denjenigen, die vielleicht in der Absicht seine Blätter in die Hand nehmen, ihre verdorbene Phantasie zu kitzeln, wird er keinen Dienst damit erzeigen, gewiß aber Jedem, dem die Vernunft eine Leuchte in allen seinen Handlungen seyn soll.

Erster Abschnitt

## Der Rathgeber vor dem Beischlafe.

Schon vor dem Beischlafe soll dein Rath nöthig seyn? Auch vor ihm die Diätetik ihre Gesetze vorschreiben?

Gewiß; wenn man auf die Wichtigkeit dessen achtet, bevor noch der Beischlaf überhaupt zu genießen ist; wenn man bei diesen Erinnerungen auf den einzelnen Moment des sich zu verschaffenden Genußes Rücksicht nimmt. In beiden Fällen wird so manches sich auffinden lassen, was für die Menschheit überhaupt, und für den Einzelnen gleich sehr wichtig ist.

1.

Man suche nicht zu früh einen Genuß, der erst mit der völligen Reife der Organisation unsers Körpers verbunden seyn soll. Es ist unglaublich, wie sehr die Natur in der Ausbildung des letztern gehindert wird, wenn Triebe befriedigt werden, die noch lange hätten schlummern sollen. Alles kündigt in ihren Geschöpfen es an, daß das ganze erste Viertheil des Lebens dazu bestimmt seyn soll, den Körper auszubilden, daß erst der ganz Ausgebildete für die Erzeugung neu erwachen soll. So verschieden die Lebensdauer der einzelnen Thiergattungen ist, so sehr stimmen doch alle in diesem Punkte überein; und wenn der Mensch hier gleichsam vor der Zeit reif wird, so wird er es nur dem Scheine nach, er wird es nur auf Unkosten seiner Gesundheit, auf Unkosten der schwächlichen Nachkommen, die ihr, vielleicht elendes, physisches Daseyn einer Stunde der Uebereilung verdanken; und schnell rächt sich an ihm die Natur, die nie ihre Gesetze von einem Zerstörer ungestraft verachten und übertreten läßt.

2.

Man sehe einen Mann, oder besser Greis, der schon im fünfzehnten Jahre im Schooße unkeuscher Buhlerinnen das verschwendete, was der reine Gatte dem Ehebette aufspart. Er wird nun in den Jahren durch Familienverhältnisse zu einer Heirath genöthigt, wo man in frühern Zeiten, in einem kraftvollen Zeitalter, erst in dieser Hinsicht eine dunkele Ahnung von dem Geheimnisse des erstern bekam, und er, der entkräftete, erschöpfte, aus Knochen und Haut zusammengesetzte Mann, für jeden Genuß, der ihm im keuschen Ehebette blühen konnte, schon abgestumpft ist. Man sehe eine Gattin, die schon in den Jahren Mutter wird, wo ihre Reize sich erst vollenden, ihre Körperkräfte den höchsten Grad erreichen sollten. Ihr zarter Körper kann nun den

Beschwerden der Schwangerschaft nicht die Stirn bieten; er kann den Verlust an Säften, die Anstrengung nicht ertragen, welche mit der Niederkunft vereinigt sind; und so welken die Rosen schon, da sie noch nicht oder kaum der Knospe entblühet sind. Das widrigste Gerippe steht da, wo noch die blühendste Schönheit entzücken könnte wenn die Entwicklung und Befriedigung von Trieben nicht Statt gefunden hätte, welche noch Jahre lang ungestört hätten schlummern sollen*).

*) Sehr richtig bemerkt ein Schriftsteller darüber:

«Man hat behaupten wollen, daß es gut wäre, wenn Mädchen frühe Mütter würden. Ihre Bauchmuskeln, Becken, Knochen und Geburtstheile, sagt man sind noch weich, dehnen sich noch leicht aus, ihre Schwangerschaft und Niederkunft muß also minder beschwerlich seyn, als bei Erwachsenen. Minder beschwerlich mag sie wohl seyn, aber auch desto gefährlicher, denn die schnellsten und leichtesten Geburten sind gerade die gefährlichsten. Ueberdies ist die leichteste Geburt schmerzhaft genug, um ein Mädchen von 16–18 Jahren Couvulsionen zu bringen, und die Sterbelisten beweisen, daß eben so viel Gebährende mit 16–18, als mit 43–45 Jahren sterben. Diejenigen, welche an den Folgen eines zu frühen Gebährens gestorben sind, kommen hier nicht in die Rechnung, und doch machen sie bei weitem den größten Theil aus. Wenn ferner diese jungen Mütter auch das seltene Glück haben, ihr erstes Kind auf die Welt zu bringen, so sind doch ihre nachfolgenden Schwangerschaften gewöhnlich eine Reihe von Mißfällen, Blutstürzen, und ihre Gesundheit ist selten ohne weißen Fluß. Ihre Geburtstheile werden bei der ersten Schwangerschaft so sehr ausgedehnt, geschwächt und erschlafft, daß sie sich nie wieder in der Folge zusammen ziehen, und eine Frucht durch neun Monate ernähren und austragen können.

Wie kann man von einem Mädchen, das seine Kräfte noch zu eignem Wachsthum, zu eigner Ausbildung braucht, wie kann man von so einem Mädchen erwarten, daß sie ohne Nachtheil ein Kind in ihrem Leibe durch neun Monate von diesen Säften ernähren, und durch zwölf Monate oder länger an ihren Brüsten stillen soll? Wie kann man ein gesundes, starkes Kind von einer Mutter erwarten, die selbst noch Kind ist? Andere empfehlen auch wohl frühere Ehen als Vorbauungsmittel gegen Ausartung des Geschlechtstriebes! Ein Vorschlag, der eben so ungereimt ist, als es ungereimt wäre, wenn man einen Selbstmörder umbringen wollte, damit er sich nicht selbst umbrächte.»

«Die Blütezeit eines Mädchen fällt in ihr 18 bis 20stes Jahr; in diesem Alter sind alle ihre Reize aufgeblüht, entfaltet, ihr Wuchs ist vollendet, ihr Busen in seiner Reife, ihre Geburtstheile haben sich entwickelt und verlieren nicht so leicht durch den Beischlaf und das Gebähren ihre Muskelkraft; sie hat Stärke genug, den Umarmungen des Mannes mit einem Kind zu lohnen, dem sie ganz Mutter werden kann.»

## 3.

Man glaubt, daß das erste Erwachen des Zeugungstriebes auch auf die Befriedigung desselben einen Anspruch giebt.

Gewiß ist es, daß dieser Schluß richtig wäre, wenn wir ganz im Zustande der Natur lebten; wenn wir durchaus nicht hier auf die Einwirkung so mancher Dinge Rücksicht nehmen müßten, die gleich sehr zu seiner zu frühen Entwicklung, als zu seiner bedeutenden Heftigkeit, beitragen können. Nahrung und Kleidung, Lektüre und üppige Bilder, selbst Beispiel und unbedachte Wortspiele, alles vereinigt sich, diesen Trieb früher zu wecken, als es der Fall seyn würde, wenn statt des erhitzenden Weines einer heißen Zone, reines Wasser; statt fremder Gewürze, die Früchte unserer Gärten; statt der Lektüre schlüpfriger Romane und Wollustatmender Gedichte, Arbeitsamkeit und Fleiß da wäre. Daher kommt es, daß das Erwachen dieses Triebes nicht auch den Zeitpunkt anzeigt, wo die Entwickelung des Ganzen seine Endschaft erreicht hat; daher kommt es, daß ihn nach seinem Erwachen gleich zu befriedigen, nichts, als das Uebel, das schon vorhanden ist, mit einem neuen noch vermehren heißt.

4.

Sehr wahr sagt ein ziemlich vergessener Schriftsteller über diese Materie*):

«Nicht die erste Erscheinung des männlichen Saamens und Zeugungsvermögens, nicht der hervorkeimende Federbart eines Jünglings, sondern die ganze vollkommene Ausbildung seines ganzen Körpers, die völlige Entwickelung seiner Seelenkräfte waren der Maaßstab, wornach die alten Gesetzgeber die zum Heirathen nöthige Reife bestimmten. Lykurgus verbot den Jünglingen, sich vor dem

*) May's (in Heidelberg, vor einigen Jahren) Medizinische Fastenpredigten II. Thl. S. 16, 17.

37. Jahre zu verehlichen, um aus einem vollkommenen reifen Saamen gesunde und kraftvolle Kinder zu erzielen, welches er für das größte Glück des gemeinen Wesens hielt. – Nichts war nach dem Geheimniß des Cäsars und des Tacitus bei unsern deutschen Voreltern verächtlicher, als wenn ein Jüngling schon im 20sten Jahre in dem Umgange mit dem weiblichen Geschlechte Fortschritte gemacht hatte. Bei ihnen wußte man von unreiner Liebe nichts, und an den ehlichen Früchten sahe man deutliche Spuren der reifen kraftvollen Eltern. – Durch unsere heutige ausgeartete Lebensart erhält freilich der männliche Saame mehr Schärfe*), aber nicht deshalb geschwindere Reife. Hierdurch werden zwar die Begattungstriebe voreiliger, als es ehedem bei den deutschen Jünglingen geschah, welche in ihrer Erziehung weniger verzärtelt wurden; allein die volle Mannskraft des reifen Saamens erscheint selten vor dem dreißigsten Jahre, so wie die Seelenkräfte gemeiniglich auch erst in diesen Jahren zur vollkommenen Reife gedeihen**).»

*) Oder besser, er wird früher abgesondert, und zeigt so auch früher seine Thätigkeit. An Schärfe ist hier nicht zu denken, und ich verstehe nicht, was sich Herr May darunter vorstellt.

**) Um fünf Jahre hat sich Herr D. May nun freilich verrechnet. In dieser Hinsicht hatte nun aber freilich die Regierung des Breisgau's vor einigen Jahren nicht übel gehandelt, gesetzlich die Heirathen vor dem 25sten Jahr zu verbieten. Ueberhaupt aber ist zu hoffen, daß frühreife Ehen jetzt viel seltener werden, da im größten Theile Europa's das Conserptionssystem und Landwehrsystem dies zur natürlichen Folge haben muß; möchte nur auch der frühreife äußerhliche Beischlaf seltener werden, der bei unser laxen Moral, durch die großen Armeen u.s.f. desto mehr begünstigt wird!

5.

Gesetzt auch, der angeführte Schriftsteller hätte den Termin etwas zu weit hinaus geschoben, den man für die Befriedigung des Zeugungstriebes als schicklich annehmen darf; gesetzt auch, daß man dem Manne schon das 20ste bis 24ste, dem Weibe das 18 bis 22ste Jahr als den frühesten schon sicher anweisen kann; so ergiebt sich doch augenscheinlich daraus: daß die ungemein frühen Ausschweifungen, die sich beide Geschlechter jetzt so sehr gewöhnlich zu Schulden kommen lassen, in jeder Hinsicht gleich sehr ihnen und ihren künftigen Sprößlingen schaden; so wie sich auch sicher annehmen läßt, daß spätere Liebe auch immer, bei völlig entwickelter Mannbarkeit, die einzige ist, von der sich für Gegenwart und Zukunft beseligende Folgen äussern können. Mit Recht singt Bürger von einem solchen:

Wem Wollust nie den Nacken bog
Und der Gesundheit Mark entsog,
Dem steht ein stolzes Wort wohl an,
Das Heldenwort: Ich bin ein Mann.

Mit Recht wird man ihm sagen können:

Wie, wenn der Lenz die Erd' umfäht,
Und sie mit Blumen schwanger geht,
So segnet Gott durch ihn sein Weib,
Und Blumen trägt ihr edler Leib;

Die alle blühn, wie Sie und Er;
Sie blüh'n gesund und schön umher,
Und wachsen auf wie Cedernwald,
Voll Vaterkraft und Wohlgestalt.

So glänzt der Lohn, den er genießt,
So das Geschlecht, das dem entsprießt,
Dem Wollust nie den Nacken bog
Und der Gesundheit Mark entsog.

6.

Der Beischlaf ist eine so wichtige Verrichtung der thierischen Oekonomie, daß er durchaus nicht oft von einem und demselben Subjekt genossen werden darf, wenn er nicht auf der einen Seite die Gesundheit gefährden, die Wirkungen auf der andern selbst verhindern oder zweifelhaft werden soll, wegen der er für den vernünftigen Menschen allein den großen, ja, den größten Werth hat.

Untersuchen wir diese Bemerkung genauer.

Unter den verschiedenen Säften, welche im menschlichen Körper enthalten sind, giebt es zwar keinen, der nicht für die Wohlfahrt, für die Gesundheit von Wichtigkeit wäre. Von der gemeinschaftlichen Quelle, aus der sie alle entspringen, dem Blute, bis zu dem auf das künstlichste daraus bereiteten Saamen, sind sie alle mehr oder weniger unentbehrlicher, für die Gesundheit wichtig. Entzieht man sie dem Körper, so wird dieser letztere an der erstern mehr oder weniger Einschränkung, Beeinträchtigung erfahren, je nachdem nämlich die Beschaffenheit des Saftes ist, den er verliert, und je nachdem die Art ist, auf welche er ihn verliert. Ein Beispiel wird dieses deutlich machen. Man zapfe einem Menschen zehn bis zwanzig Unzen Blut ab, und er wird, nicht allzu stark, in Ohnmacht fallen; ist er stärker und also dazu mehr geeignet, einen solchen Verlust zu ertragen, doch wenigstens blaß werden, Mattigkeit empfinden, und andere Zufälle entstehen sehen. Man nehme einem Andern dieses Blut allmählig in derselben Qualität, und der Erfolg wird sich ebenfalls nur sehr allmählig, und zwar in um so geringerem Grade einstellen, und um so leichter wieder zu heben seyn, jemehr die Natur Zeit hatte, sich wieder die Kräfte unter dem Statt findenden Verluste selbst einzusammeln. Man sehe einen andern Menschen an, dem durch einen Durchfall eine große Menge des Schleimes entzogen wird, der die innere Fläche seiner Gedärme überzieht. Der Erfolg wird, wenn der Verlust von Bedeutung ist, vielleicht, vorzüglich bei einem schwächlichen, schon bedeutender, noch stärker als in dem vorhin angeführten Falle seyn, und möglich, daß einige Folgen von ihm lange, lange zurückbleiben. Mit dem Verluste anderer Säfte ist es eben so.

7.

Alles, worauf es hier ankommt, besteht nämlich in dem Umstande, ob die Flüssigkeit, die hier verloren geht, mit oder ohne große Mühe, verhältnismäßig gebildet, in großer oder kleiner Menge für die Verrichtungen des Körpers benutzt wird? Je mehr das Erstere von beiden ist, desto mehr findet auch der Verlust bedeutende Nachfolger; der Verlust von Blut und Milch wird daher ungleich leichter ertragen, als der des Schleimes, der für die Verdauung bestimmt ist. Nun erfordert unter allen Säften des menschlichen Körpers keiner so viele Vorrichtungen für ihre Bereitung, als die männliche Saamenfeuchtigkeit.

«Kein Theil des männlichen Körpers», sagt der genannte Schriftsteller über diese Materie, «bedarf zu seiner vollkommenen Entwicklung und Veredlung so langer Zeit, so vieler Einwirkung der Lebens- und Nervenkraft, als die Geilen und der darin zubereitete reife und fruchtbare

Saamen. Sogar die Werkstätte der Vernunft des Herrn ist viel eher zu ihren Verrichtungen ausgebildet, als die Hoden des mannbaren Jünglings.– Allen Eingeweiden, allen Kräften des belebten Körpers hat gleichsam die Natur geboten, nur langsam und durch stufenweise Einwirkung der ganzen thierischen Haushaltung einen vortrefflichen Saft aus dem Blute herauszuziehen, der durch seine innere belebende Kraft, sein lebendes elektrisches Feuer die Nachwelt erzeugen sollte. Ein solcher Saft ist der reif gewordene männliche Saamen, er enthält in sich wirkliche Menschenkeime*), aus dem Ich unsrer Selbstheit; er ist das vollkommendste Produkt, was unser Körper durch seine wunderbare Kraft erzeugen konnte; er ist das erste Wunder der schöpfenden Allmacht, das *non plus ultra* des Thierreichs. Sorgfältig bereitet die Natur diesen schöpferischen flüchtigen Saft in zwei eiförmigen, aus unendlich kleinen verwickelten Gefässen und Nervenzweigen, Eingeweiden, die sie im natürlichen Zustande, vermuthlich aus weisen Absichten, in einem verdoppelten Behälter im allgemeinen Hodensack, verschließt, der sich durch seine Muskelkraft zusammen ziehen, und den langsamen Fluß dieses gallertartigen Saftes befördern kann. Sorgfältig leitet die Mutter-Natur diese Quelle der Nach-

*) Ueber diese Behauptung s. d. Anhang.

kommenschaft durch zwei aufwärts steigende, durch den Bauchring, welchen die geschlängelten Saamen-, Schlag- und Blutadern nebst den Saamennerven durchbohren, gleitende besondere Kanäle nach dem hintern Theile des Urinblasenhalses, in zwei darmförmige Behälter, Saamenbläschen genannt, wo derselbe bis zum vernünftigen, von der Natur vorgeschriebenen Fortpflanzungsgebrauch aufbewahrt, und wahrscheinlich noch mehr veredelt wird.»

Wenn die Natur mit so vieler Mühe diese Feuchtigkeit absondert, so wird sie sie nicht nachläßig vergeuden lassen. Wenn sie ihn in kleiner Menge absondert, sollte demungeachtet der Mensch ihn täglich vergeuden dürfen? Gewiß würde dieß ihren Absichten nicht entsprechen, und so etwas läßt sie nie ungestraft zu. Die Gesundheit derjenigen, die in dem Genusse der physischen Liebe ausschweifen, und so diesen Saft täglich aufopfern, ist mehr oder weniger zerstört, oder wird wenn nicht der Augenschein es für den gegenwärtigen Augenblick beweist, wenigstens früher oder später zerstört. Wohl Mancher tummelt sich Tag für Tag in den bacchanalischen Ausschweifungen und in dem Tempel der Venus Vulgivaga herum, und sein aufgedunsener Körper scheint jedem solchen Erfolg zu spotten. Aber nur Geduld: Die verspätete Folge, ist deshalb noch keine geschenkte Folge, und bald kann der trügerische Schein der Gesundheit der eintretenden Wirklichkeit des Krankenlagers schwinden, um bittere Reue und alle Quaalen des erwachten bösen Bewußtseyns im Busen wühlen zu lassen. Ja, selbst in den seltenen Fällen, wo die Anordnungen der Natur ganz ungestraft, wie es scheint, hintergangen werden, weil ein riesenhafter, jeder Verwüstung leichter Trotz bietender Körper, dessen Kräfte auf Unkosten der edeln Seele sich vervollkommneten, sie dagegen schützte: so beweist auch dieses nicht das, was vielleicht Mancher daraus bewiesen zu sehen glaubt. Denn immer fragt sichs, die Seltenheit eines solchen Falles gar nicht einmal in Erwähnung gebracht: was würde aus einem solchen stammhaften, jeder Verwüstung und Ausschweifung trotzenden Körper erst dann geworden seyn, wenn er nicht den Einfluß dieser Ausschweifungen erfahren hätte? Würde er nicht vielleicht auf ein Alter von weit über hundert Jahren, auf das, das eigentlich dem Menschen zukommt wenn wir die möglichste Höhe desselben in Anschlag bringen, Anspruch haben machen können, wenn er in diesem Punkte mäßig gewesen wäre, statt daß er so kaum das von sechzig, siebenzig erreicht.

So, glaube ich, muß der Fall beurtheilt werden, den der Verfasser der Gynäkologie erzählt:

Ein Mann der in seinem fünfzehnten Jahre zur Selbstbefleckung verleitet wurde, nachdem er in demselben auch zuerst den Beischlaf ausgeübt hatte, heirathete in seinem 24sten Jahre, zeugte einige Kinder, und pflegte bis zum vierzigsten Jahre fast täglich der Wollust, ohne im mindesten an seiner Munterkeit, Stärke, Gesundheit einzubüßen, blinde Hämorrhoidalbeschwerden abgerechnet. Wie es nach dem vierzigsten Jahre geworden ist, erfahren wir nicht.

9.

Das weibliche Geschlecht hat zwar in Hinsicht des Verlustes, der aus einer Flüssigkeit besteht, weniger, vielleicht gar nichts zu fürchten, in wiefern diese bei ihm in diesem Falle entweder gar nicht Statt findet, oder, wenn auch nach der Behauptung mehrer Aerzte etwas ähnliches gefunden wird, das sich bei dem Beischlafe ergießt, diese doch auf keine Art mit der des Mannes in Bezug auf Wichtigkeit, mühsame Bereitung und Bestimmung gleich zu setzen ist. Indessen tritt bei ihm und bei dem Manne gemeiniglich ein Umstand ein, der von nicht geringerer Bedeutung ist, und daher dem letztern doppelt, dem erstern aber zwar allein, doch immerhin wichtig genug ist. Es ist der:

10.

Die Art, wie der Körper beim Beischlafe sich verhält, ist für denselben bei beiden Geschlechtern nicht unbedeutender, als für den Mann der Verlust des Saamens selbst. Die Werkzeuge der Begattung sind mit zahllosen Nerven versehen. Das feinste Gefühl ist in ihnen bemerkbar und wird hier zu entzückendem Wollustgefühl. Daher ist dieß die erste Wirkung des Beischlafs in diesen Werkzeugen, wenn sie nicht schon abgestumpft sind; von diesen Werkzeugen geht es nun bald auf den ganzen übrigen Körper über, den es wie ein elektrisches Feuer durchdringt. Indessen ein solches starkes Gefühl zu ertragen, dazu gehört auch ein starker Körper. So wie jedes andere Gefühl nun leicht in üble Folgen ausarten kann, wenn es zu heftig ist; so wie selbst Freude u. dgl. zu übeln Folgen Anlaß geben kann, weil der Körper nicht stark genug ist, sie zu ertragen: so wird dieses noch leichter bei diesem der Fall werden können, welches das stärkste unter allen ist. Daher sah man denn oft die furchtbarsten Convulsionen erfolgen, wenn Wollust schon die Kräfte gelähmt hatte, und doch immer wieder genossen wurde. Epilepsie strafte oft unmittelbar den Wollüstling, oder traf bald hernach das Weib, das so wenig der Mässigkeit eingedenk war.

11.

Das zärtliche Weib – wie sehr wird sie es noch ganz besonders Ursache haben, dieser stets Gehör zu geben, da ihre Beschaffenheit des ganzen Körpers sowohl, als besonders ihre Zeugungstheile, sie für den unmässigen Genuß des Beischlafs, die vorige Art abgerechnet, noch auf eine andere, aber nicht weniger bedeutende – gefährliche Art, als den Mann, bestraft.

Welch schwammiges, lockeres Gewebe macht ihre Zeugungstheile aus! Wie leicht werden hier Ansammlungen von Säften bewirkt, da die Gefässe in diesem lockeren Gewebe so leicht jeder Ausdehnung, jedem Andrange nachgeben, den das Blut macht, wenn ein Reiz auf diese Theile einwirkt.

Und wo ist ein Reiz, der unbedeutender wirkt, heftiger wirkt, unmittelbarer und mittelbarer Weise gedacht, als das Reiben auf diese empfindlichen Bluträumchen und blutaufnehmenden Flächen der Geburtstheile? Daher rührt denn die Neigung zu Blutstürzen, zu Blutflüssen, zu starker, entkräftender monatlicher Reinigung, über die so manches Weib zu klagen Ursache hat, über die sie nicht zu klagen Ursache haben würde, wenn sie nicht auf diese Art den Keim zu dem Ruin ihrer Gesundheit gelegt hätte.

12.

So sehen wir uns nach einem andern damit zusammenhängenden Gegenstande um, so werden auch hier sich unserem Blicke einige neue bedeutende Bemerkungen aufdrängen. Wie Manche leidet an dem unseligen sogenannten weißen Flusse, der ihre Gesundheit oft um so sicherer vernichtet, die Blüthen ihrer Schönheit um so früher verwelken macht, je unmerklicher sich die Schlange einnistet, die hier Verderben bringt. Ich weiß nicht, ob jede Leserin über die Natur dieses Übels gehörige deutliche Kenntniß habe. Daher hier nur so viel, um diesem Mangel abzuhelfen. –

Die ganze innere Fläche der Zeugungsorgane des Weibes ist mit einem milden, im Zustande der Gesundheit und bei gehöriger Reinlichkeit, fast geruchlosen Schleime überzogen, der keinen andern Zweck hat, als diese zarten, so sehr empfindlichen Theile gegen jede Verletzung, jeden Druck so sehr es nur immer möglich ist, zu sichern, der ihnen bei dem Beischlaf oder in der Niederkunft entstehen könnte. Die Menge dieses Schleimes, der zu diesem Behufe von den feinsten Aesten der Schlagadern ausgesondert wird, die zu den genannten Werkzeugen gehen, um ihnen Nahrung zu spenden, ist an sich nicht sehr groß. Allein ein Reiz, der auf sie wirkt, bringt sie, außer andern, hieher nicht gehörigen Ursachen, dahin, diesen Schleim in größerer Menge abzusondern, und wenn nun dieses der Fall oft ist, so wird alsdann diese Absonderung zur andern Natur, wie man sagt, es geht dieselbe beständig fort; es entsteht ein Abfluß von diesem Schleim der nun der ursprünglichen weißlichen Farbe wegen mit dem

Beinamen des weißen Flusses bezeichnet wird. Indessen, wenn auch geraume Zeit lang, zu Folge dessen, was oben über den verschiedenen Nachtheil gesagt worden ist, den der Verlust verschiedener Säfte nach sich zieht, dieses keinen bemerkbaren Nachtheil für die ganze Oekonomie des Körpers sehen läßt: so ist es doch keineswegs von langer Dauer. Allmählig empfindet der ganze Körper den anhaltenden Verlust. Das Fleisch wird welk; die Farbe des Gesichts verliert ihre Frischheit, den Augen schwindet ihr Glanz und belebendes Feuer; ein blauer Kreis umzieht sie; die Muskeln verlieren die Kraft; der ganze Körper zeichnet sich durch Kraftlosigkeit aus, u. der Schleim, der anfangs an sich so milde und gutartig ist, nimmt nun eine ganz andere Beschaffenheit an: er wird scharf, übelriechend, gleicht einer grünlich-gelblichen Jauche. Oft unmöglich ist es, ganz das Uebel zu heilen, das doch zunächst nichts anders, als vielleicht Folge einer genossenen Wonne war, die um so sparsamer genossen werden muß, je größer u. bedeutender sie in Hinsicht aller ihrer Folgen ist.

13.

Eine Reihe so wichtiger Bewegungsgründe wäre allein schon hinreichend, das erste Gesetz, das der Mensch bei allen Genüssen, die ihm Natur und Kunst bereitet vor Augen stellte, das der Mässigkeit, für so wichtig anzuerkennen, als es seyn sollte. Indessen giebt es in Bezug auf beide Geschlechter noch einige, gewiß nicht weniger wichtigere. Der Beischlaf sollte, wie alles für den Vernünftigen, nicht sowohl deswegen Werth haben, weil er Genuß verschafft, sondern vielmehr aus dem Grunde, daß er für einen Zweck vom Schöpfer berechnet ist, den man unter allen auf diesem Erdenrunde für den wichtigsten annahmen kann, für die Erhaltung des Geschlechts der Menschen selbst. Soll er diesen Zweck erreichen, so ist der mässige Genuß desselben auch die vorzüglichste Bedingung, um ihn zu erreichen, und zwar wird dieses in Bezug auf das eine Geschlecht sowohl als das andere seyn.

14.

«Wunderbar sagt ein Schriftsteller*), sind die Veränderungen, welche sich in dem Gemüthe und dem Körper eines Jünglings äußern, sobald der männliche Saamen sich seiner Reife und Fruchtbarkeit annähert, und dessen geistiger Theil bei enthaltsamen Menschen ins Blut eingesaugt wird.– Alle Thiere werden bei eintretender Brunstzeit, wo nämlich der Saame seine Reife erhält, muthiger, stärker, unternehmender. Sie fürchten

*) May. a. a. O. II. S. 48.

keine Gefahr: sie kämpfen hitziger mit ihren Nebenbuhlern, bis zum Ausbruch einer wirklichen Raserei. Bei dem reif werdenden Jüngling, wenn er keusch lebt, werden die Lebens- und Nervenkräfte thätiger, lebhafter. Die an dem Kinn hervorkeimende Wolle verwandelt sich in einen männlichen Bart. – Die Schaamgegend wird mit Haaren bekleidet, die weibliche Sopranstimme des unreifen Jünglings sinket in einen rauhen tiefen Baß herab; die Augen funkeln feuriger; die Muskelkraft wird stärker; das elektrische Feuer wird in seinem ganzen Körper thätiger; das Herz pocht muthiger und schmelzt von Liebe. Die Seelenkräfte erhalten ein mehr männliches Wesen; die Einbildungskraft wird erfinderischer, feuriger, die Beurtheilungskraft fester, der Wille thätiger, das Menschengefühl erhabener, gegen das weibliche Geschlecht anziehender, sanfter, liebkosender: es gehen überhaupt in diesem kritischen Zeitpunkt Veränderungen vor, die sich besser fühlen als beschreiben lassen, und die man mit völliger Gewißheit dem unerklärbaren geheimen Reiz des männlichen Saamens allein zuschreiben kann und muß, weil jene unseligen Schlachtopfer, die die italienische Gewinnsucht für das Theater als Sänger bestimmt, mit dem Verlust ihrer Saameneingeweide auch alle Körperkraft und Seelenmunterkeit auf immer verlieren. Auch der Kapaun, sagt Herr von Haller, verliert sein Krähen, seine Stärke, seinen feuerrothen Kamm; er leget die männliche Wachsamkeit des Haushahns ab, und artet in eine weibliche Weichlichkeit aus. Verschneidet man den Hirsch vor dem Herauskeimen der Geweihe, so kommen, nach dem Zeugnisse der Naturforscher, niemals einige zum Vorschein. Der Stier, ein ungemein wildes Thier, verwandelt sich durch Kastration in einem geduldigen und völlig zahmen Ochsen.»

15.

Von solcher Wirksamkeit ist der Saame des Mannes!

Indessen soll er es seyn: so muß er auch ein für allemal die nöthige Zeit haben, sich in den dazu bestimmten Organen des Mannes so lange zu läutern und zu reinigen, bis alle die Bestandtheile ihm entnommen sind, die nicht zu seinem Wesen gehören. Um zu dieser Eigenschaft zu gelangen, darf er nun nicht zu oft ausgeleert werden. Wenn dieses schon der Gesundheit überhaupt beträchtlichen Eintrag thut, wenn die übermäßige Ausleerung dieses Saftes Schwäche der Verdauungskraft, des Nervensystems und Verfall des ganzen Körpers nach sich zieht: so wird dieser auch hier nicht weniger von Bedeutung seyn. Der Saame des Mannes, der durch gehörigen Aufenthalt in den schon einmal genannten Saamenbläschen alle ihm beiwohnende, das Leben eines neuen Geschöpfes begründende Kraft erlangt, zeichnet sich bekanntermaßen, ausgeleert, durch den ihm eignen, specifischen Geruch, durch eine zähere Consistenz aus. Verschiedene Beobachtungen machen es sehr wahrscheinlich: daß dieser balsamische, flüchtige, stark mit Riechstoff geschwängerte Stoff es ist, der zur Befruchtung das Meiste beiträgt; und kann er wohl mit der Saamenfeuchtigkeit angetroffen werden, wenn er sich nicht in hinlänglicher Menge sammeln kann, wenn er immer wieder ausgeleert wird?

Um in einer fruchtbaren Ehe zu leben, ist es daher, unter übrigens gleichen Umständen, eine Hauptsache, nicht sowohl oft, als vielmehr selten, nicht sowohl täglich, als vielmehr wöchentlich oder monatlich den Beischlaf auszuüben.

16.

Bei dem Weibe findet nun zwar wohl dieser Grund nicht Statt, aber es ist ein anderer, der ihm nicht weniger wichtig seyn muß. Oefters genossener Beischlaf macht oft, daß die erfolgte Schwangerschaft ein plötzliches, nur nicht erwünschtes Ende dadurch nimmt, daß die Frucht vor der Zeit abgeht, weil sie nicht den Erschütterungen, dem Blutzufluß widerstehen kann, welche mit diesem Genusse unausbleiblich fest verbunden sind. Je früher noch die Schwangerschaft ist, desto eher kann sie auch dadurch vernichtet werden.

«Aus guten und vernünftigen Absichten hat die Natur allen schwangern Thierweibchen einen Abscheu, einen Eckel oder wenigstens eine Gleichgültigkeit gegen die liebkosende Lüsternheit des männlichen Geschlechts eingeprägt, damit der in der Gebärmutter ausgebrütet werdende Thierkeim ungehindert durch einen mäßigen Zutrieb der Nahrungssäfte aufwachsen möge. Die tägliche Erfahrung überzeugt uns von dieser hellen Wahrheit. Die belegte Kätzin murret, kratzt und beißt, wenn der hitzige Kater sich ihr nähern will; die brütende Henne sträubet ihr federnes Gewand wie ein Igel, und verjaget mit einem besondern Geschrei den Haushahn. – Nur der vernünftige Mensch, der Ehegatte will das Werk seines Fortpflanzungsvermögens, die annoch zarte Ehefrucht seiner Lüsternheit, seiner Geilheit aufopfern*).» Auch die Belegung der Stutte, der Kuh, wird durch nichts wahrscheinlicher gemacht, als wenn sie den Hengst, den Stier nicht mehr zulassen will. Das Weib des menschlichen Geschlechts macht davon, das ist wahr, eine merk-

*) May a. a. O. S. 61.

würdige Ausnahme: die meisten haben in der Schwangerschaft einen größern Trieb zum Beischlafe, als außer demselben; allein es scheint dieses nichts, als Folge des größer werdenden Zuflusses der Säfte zu seyn, der nun Statt findet, und physischer Weise den Trieb nach diesem Genusse begründet.

17.

Vorzüglich gefährlich ist in dieser Hinsicht der Beischlaf, der in die Zeit fällt, wo außer der Schwangerschaft die monatliche Reinigung Statt fand. Der angeführte Schriftsteller sagt dasselbe. Jeder Beischlaf in der Schwangerschaft, meynt er, ist zwar gegen die Natur, weil einestheils der männliche Saame zwecklos verschwendet wird, anderntheils durch den heftigen Umtrieb des mütterlichen Geblüts beim Beischlaf die feinen Wurzeln der Nachgeburt, woher das Kind seine Nahrung und Leben erhält, losgerissen werden: kein Beischlaf ist aber in der Schwangerschaft bei sehr blutreichen und reizbaren Müttern gefährlicher, als jener in den ersten vier Monaten, besonders in jenem Zeitpunkte, wo vorher in diesen Tagen die Gebärmutter vollblütiger und reizbarer, und es kann durch eine einzige feurige Umarmung ein gefährlicher Blutsturz und unzeitige Geburt erfolgen. Wie viele Kinderchen, wie viele Bürger gehen jährlich blos durch die übertriebene Lüsternheit der Ehemänner für das Vaterland verloren? Wie sehr würde das so merkbar geminderte Menschenalter an Jahrezahl und die ehelichen Mütter an Körperkraft zunehmen, wenn der Ehemann während der Schwangerschaft seiner Gattin, zur Erholung seiner eigenen Kräfte und Vervollkommnung des männlichen Saamens, enthaltsam seyn, und anstatt seiner Lüsternheit zu fröhnen, das Uebermaaß seiner Körper- und Geisteskräfte auf die Geschäfte seines Berufes, auf die Verbesserung seines Glückstandes verwenden wollte. Bei der essinischen Sekte unter den Juden unterstund sich kein Ehemann, mit seinem gesegnten Weibe Umgang zu pflegen. «Diejenigen, sagt der heilige Hieronymus, welche vorgeben, daß sie sich für das Beste des gemeinen Wesens und des menschlichen Geschlechtes verehlichen und Kinder zeugen, sollten doch wenigstens den unvernünftigen Thieren nachleben, und wenn ihre Weiber hohen Leibes sind, nicht die Frucht in ihnen wieder zerstören, sondern sich gegen solche mehr als Liebhaber, denn als Ehegattin betragen. Alle Völker von Nigritien verabscheuen den Umgang mit schwangern Frauen. In dem Königreiche Benin, auf der Sklavenküste, bei den Völkern zwischen der Sierra Leona und dem Flusse Sestro, ist die Berührung einer schwangern Frau ein Greuel. Jene Ehegatten, deren Weiber schon mehrmals Blutflüsse und unzeitige Geburten erlitten haben, müssen sich bei einer künftigen Schwangerschaft sorgfältig des Beischlafes enthalten, wenn sie nicht Mörder ihrer Weiber und Kinder, und zugleich Räuber des Staats werden wollen. Ich kenne mehrere Fälle, wo nur durch die strenge Enthaltsamkeit des Mannes die eheliche Frucht zur vollkommenen Reife gediehen ist.»

18.

Wenn es gewiß ist, daß nur in dem mässigen Genusse das Geheimniß des langen u. immer wieder als neu erscheinenden Genusses liege: so entspringt auch hier wieder für die beiden Geschlechter ein neuer Bewegungsgrund, jener goldener Regel Gehör zu geben; und wenn es gewiß ist, daß sich die Liebe des Gatten zu seinem Weibe in den früheren Jahren doch wenigstens einem sehr großen Theile nach, auf die Reize gründet, die dieses hat; wenn es gewiß ist, daß sie in so fern seine Liebe nur dann in gleichem Feuer zu erhalten hoffen kann. Als sie alles aufbietet, ihn vor Ueberdruß und Eckel, oder wenigstens Gleichgültigkeit dagegen zu bewahren, so ergiebt sich daraus auch wiederum, daß sie es ein für allemal seyn muß, die auf die Beobachtung dieser Regel zu dringen hat, die allein im Stande ist, sie im vollen Umfange geltend zu machen.

19.

Jetzt wird man einsehen, wie sehr wahr jener Schriftsteller zu den Weibern seines Vaterlandes und des ganzen gesitteten Erdbodens spricht*):

«Eine Frau, sagt er, die bis ans Ende ihres Lebens von ihrem Manne geehrt seyn will, behalte sich allemal die ausschließliche Herrschaft über die Vergnügungen der Liebe vor. – Mit ihren Gunstbezeugungen sey sie geizig, wenn man einen großen Werth darauf legt, und vorzüglich, wenn man sie gering zu schätzen scheint. Denn dasjenige, was bei uns durch sanften Widerstand Reiz gewinnt, durch völlige Preisgebung erniedrigen und herabsetzen, heißt: die Glückseligkeit in der Quelle zerstören.»

20.

Gewiß ist es, daß manche Gattin durch ihr verkehrtes, üppiges, entgegenkommendes Betragen ungemein viel dazu beitrug, Kaltsinnigkeit des Mannes zu erregen, und das Glück der Ehe zu zerstören, das unter allen Freuden in diesem Stande wohl die erste ist. Der bekannte Krug, in seiner Schrift über die Ehe, rügt dieses mit sehr richtigen Bemerkungen.

«Viele Frauen, sagt er, nehmen, sobald sie Frauen geworden sind, ein durchaus verschiede-

*) Philosophie du bonheur. Tom. II. S. 173.

nes Betragen gegen ihre Männer an. Als Geliebten machen sie stets, wenigstens verstellte Rückzüge, und nöthigen dadurch den Liebhaber, immer von neuem anzugreifen und vorzurücken, damit er auf diese Art jede Gunstbezeugung mit einer gewissen Mühe erränge, u. dadurch vor Ueberdruß u. langer Weile in der Liebe bewahrt würde. Zugleich schmückten sie sich für ihn, so gut sie nur konnten, und hüteten sich sehr von ihm nicht unangekleidet überrascht zu werden, damit ihre natürlichen Reize dem Liebhaber stets in u. unter neuen und verschönerten Gestalten erscheinen, und eben dadurch seinen Geschmack und seine Neigung von neuem belegen möchten. Als Frauen glauben sie alle diese kleinen Kriegslisten nicht nöthig zu haben, weil sie nun einmal das Ihrige besitzen. Weit entfernt, gegen den Gatten in ihren Gunstbezeugungen die geringste Zurückhaltung oder Weigerung zu beweisen, bringen sie ihm dieselben dar, und suchen selbst den Genuß, statt ihn suchen zu lassen; und weil der Gatte einmal zum unverhüllten Anschauen gelangt ist, so stellen sie sich ihm stets im leichten Nachtgewande vor, und geben sich kaum die Mühe, sich ordentlich anzukleiden, außer wenn sie ausgehen wollen, oder Gesellschaften erwarten, wo sie sich nicht um ihres Mannes willen putzen, sondern um andere Männer zu reizen, oder andere Weiber zu überglänzen.»

Gewiß ist es aber auch, daß an diesem Mangel an Enthaltsamkeit, an dieser Begierde des Weibes die meisten Männer selbst schuld sind, durch ihre Unmässigkeit in den ersten Wochen der Verheirathung. Hierzu wirken so manche Dinge.

Der so sehnlich erwartete Genuß der Reize des Geliebten Gegenstandes ist nun endlich dem Manne zu Theil geworden. Neuheit und der Umstand, daß ihn nun nichts mehr verhindert, reißt ihn gleich sehr hin.

Mancher will sich seinem jungen Weibe stärker zeigen, als er wirklich ist.

Aber vergesse man nicht, daß das Weib, seltene Ausnahmen, die dann meistentheils schon moralische Verderbniß anzeigen, abgerechnet, fast immer erst durch den Mann entflammt wird: daß ihm dieser erst etwas zur Begierde macht, was sie sich vorher und anfangs fast nur gefallen ließ, daß mithin jeder Ehemann, dem sein Glück, seine häusliche Ruhe, seine Gesundheit lieb ist, im Anfange des Ehestandes, vornämlich mäßig seyn muß; und entflammt er zu sehr die Begierden seines Weibes, so kann er sie nachher am wenigsten stillen, denn er muß am meisten aufopfern (vergl. Nro. 15.), und dadurch sich für die nun nothwendig werdende Befriedigung untauglich machen.

Was davon gilt, gilt auch von Vernachläßigung, aller Verspottung der weiblichen Schamhaftigkeit und Delikatesse. Man danke dem Himmel und seinem jungen Weibchen, wenn sie diese auch als solche geltend machen will. Es ist das einzige Mittel, sich unsere Hochachtung zu erhalten. Vernichten wir sie durch unsern Spott, Befehle und die Macht, die uns zu Gebote steht, so fällt auch jede Folge, die daraus entsteht, auf unser Haupt zurück. Gestörter Ehefriede, Mangel an Reiz, Ausschweifung des Weibes u.s.f. ist davon gar zu leicht entsprungen, wenn sie jene Schutzwehr ihrer Tugend freiwillig, oder von ihrem Manne verleitet, vernichtet hatte.

21.

Ich setze zu dem allen noch Folgendes hinzu:

Dem Weibe, dem nur daran liegt, unter die Haube gebracht zu seyn, wird es freilich keine große Aufmerksamkeit zu verdienen scheinen, ob sie durch den Werth, den sie auf ihre Gunstbezeugungen legt, durch die Mittel, die ihre Reize immer neu machen können, die Liebe ihres Mannes erhalten, oder auf die entgegengesetzte Art einbüssen könne; allein der Gattin, die so gern für jeden Tag Liebe um Liebe, Herz um Herz tauschen möchte, die den Werth des Mannes kennt, den ihr das Schicksal und eigne Wahl beschieden, die nichts für zu kostbar hält, keine

Mühe scheuet, seine Liebe in gleichem Feuer zu erhalten, dieser kann ein solche Bemerkung nicht anders als wichtig seyn. Für wen kann sie zunächst durch Kunst ihre Reize behren wollen? Gewiß für ihn, der ihr Rang in der bürgerlichen Gesellschaft schaffte, der für sie wacht und sorgt, der ihr alles seyn muß, alles wenigstens seyn sollte. Nun wohl, so sey ihre Toilette auf ihn berechnet; so schmücke sie sich zunächst für ihn; und da der Genuß ihrer Reize es einem großen Theile nach war, den er beabsichtigte, als er ihr Hand und Herz anbot; so sorge sie auf alle mögliche Art dafür, diesen Genuß ihm so süß zu machen, als es geschehen kann: sie sorge dafür, daß alles entfernt bleibe, was ihn mindern, ihn dagegen abstumpfen, ihm wohl selbst Eckel verursachen kann. Sehet jenes holde Weibchen, sie weiß es recht gut, wie Reinlichkeit und Niedlichkeit ihres nächtlichen Anzuges das sinnliche Vergnügen gleich sehr befördert und unterhält, wie es ihre Reize immer gleich verschönert, und den feinfühlenden Gatten an sie fesselt. Sie ist sorgfältiger bei ihrem Entkleiden am späten Abend, als die kokette Dame bei der Morgentoilette.

22.

Möchte jedes Weib die morgenländische Sitte nachahmen, die in dieser Hinsicht herrscht. Ein laues Bad nimmt die schöne Türkin auf, deren

Reize den Mann für die folgende Nacht fesseln sollen. Entfernt wird jeder Geruch, den die auf der Haut vertrocknete Ausdünstung haben könnte. Wohlriechendes Wasser benetzt die lockigen Haare und wird auf die schwellende Ottomane gesprengt, die für den Genuß ehelicher Liebe bestimmt ist. Das feinste reinste Linnen, der weichste Mousselin schmiegt sich an die blendenden Glieder. Nichts wird gespart, die Sinnlichkeit zu fesseln, für die sich selbst der wohlduftende Weihrauchsgeruch in dichten Wolken wirbelt.

23.

Der schon mehrmals genannte May giebt einen Unterricht über diesen Punkt, der der Hauptsache nach mit dem Vorgetragenen gar sehr übereinkommt.

«Ein schlaues Weibchen, sagt er, welches ein Männchen für sich ganz allein haben will, wird alle Kunstgriffe des Abendputztisches zu Hülfe rufen, um ihre körperlichen Reitze zu verschönern. Sie wird den Mund, besonders wenn sie ungesunde Zähne hat, sorgfältig mit Rosenessig und Wasser auswaschen, die gelbe Schaale einer Citrone, ein Gewürznelkchen oder etwas Zimmet kauen, um den eckelhaften Geruch zu verbessern; sie wird mit reinem Brunnenwasser und etwas Lavendelessig die Geburtstheile, samt den umliegenden Gegenden, sorgfältig reinigen, und keine Spur der gehabten Leibesöffnung im Weißzeuge zurücklassen. Sie wird, wenn sie die schmutzige Gewohnheit des Tabackschnupfens hat, die Nasenhöhle vor Schlafengehen sorgfältig säubern; sie wird mäßig zu Nacht speisen, und so es in ihrem Vermögen steht, sorgfältig verhüten, daß nicht etwa bei den ehelichen Liebkosungen durch Magen- oder Darmblähungen die Geruchsnerven des Mannes in unangenehme Verlegenheit gesetzt werden.»

24.

Der Beischlaf nach der Niederkunft ist, wenigstens in den ersten drei Monaten, u. zwar vorzüglich dann für nachtheilig von den mehrsten Aerzten angesehen worden, wenn eine Wöchnerin ihr Kind selbst säugt. Fast bei den meisten Völkern des Alterthums, und selbst bei mehreren noch sehr unkultivirten neuern, findet man diesen auf physische Gründe sich stützenden Glauben in das System ihrer religiösen und politischen Begriffe aufgenommen. Nach den israelitischen Gesetzen war eine Wöchnerin vierzig Tage bei der Geburt eines Knaben, und achzig Tage bei der eines Mädchens unrein. «Sie soll nichts Heiliges anrühren, noch in das Heiligthum eingehen, bis die Tage der Reinigung vollendet sind.» So lautet das mosaische Gesetzt. Bei den so aufgeklärten Griechen war eine Kindbetterin und ein todter

Körper, in Hinsicht, der Unreinheit, gleich. Die alten Perser verboten ihren Wöchnerinnen mit andern Umgang zu haben. Das fliessende Wasser, den Mond, die Sonne, die Gestirne anzusehen, war ihnen ein für allemal untersagt. Selbst ein irdenes oder hölzernes Geschirr zu berühren, war ihnen verboten.

25.

Der üble Geruch, der mit dem Abgang der Wochenbettreinigung verbunden ist, und selbst in unserm kältern Klima nicht ganz unbemerkt bleibt, der in jenen märmern Zonen noch viel unerträglicher seyn mag, die Unreinlichkeit selbst die hier nur mit der größten Mühe eingeschränkt werden kann, war ohne Zweifel die nächste Ursache für diese Meynung. Bei uns fällt jedes Irrige in der Hinsicht weg. Man ist überzeugt, daß von Religionswegen hier keine Einschränkung Statt findet; aber das ist desto gewisser, daß die Gesundheit des Weibes jene Enthaltsamkeit desto nachdrücklicher fordert, welche dort durch Religionseinschränkungen bewirkt wurde. Die zu frühen Beiwohnungen des Mannes machen, daß der Zufluß der Säfte nach den Zeugungstheilen ungleich stärker wird; allein dieser Zufluß kann nicht Statt finden, ohne daß derjenige um eben so viel gemindert wird, der nach den Brüsten der säugenden Gattin Statt finden soll. Daher kann durch einen einzigen Beischlaf das Zuströmen der Milch unterdrückt werden. Ein andermal kann dieses vielleicht unterbleiben; dagegen aber bildet sich ein Blutfluß oder Blutsturz aus der Gebärmutter. «Manche schlimmen Zufälle sagt Struve*) besonders, Blutvergießungen, Aborte, selbst die Grundlage zu den auszehrenden Krankheiten erfolgen, wenn Frauen zu zeitig nach der Entbindung des ehelichen Umgangs mit ihren Männern pflegen. Entweder es erfolgt eine Schwangerschaft, oder doch wird der Körper gewaltsam angegriffen, woher Schwäche und Erschlaffung der Gebärmutter, Anhäufung des Bluts in diesen Theilen, Gebärmuttervorfälle, der beschwerliche weiße Fluß, und überhaupt eine allgemeine Schwäche und Zerrüttung der Gesundheit des Weibes, endlich Unfähigkeit zu empfangen. So wird durch Unenthaltsamkeit das Glück der Ehe gestöret.»

26.

Gesetzt, es erfolgt durch den frühen Beischlaf neue Schwangerschaft, so wird die stärkste Körperkonstitution dazu erfordert werden, den Beschwerden Trotz zu bieten, die damit verbunden sind, den Verlust an Säften zu erdulden, die bei der erfolgten Niederkunft noch mehr oder we-

*) In seiner Schrift: Ueber Schwangerschaft.

niger verloren gehen. Nichts schwächt den Körper des Weibes mehr, als das häufige Wochenbett. Freilich giebt es Gattinnen genug, die jedes Jahr dem Manne eine Frucht der Liebe schenken, und, im Ganzen genommen, einer dauerhaften und blühenden Gesundheit genießen: allein, wo sind sie? Nicht in den Pallästen unsrer vornehmen, tändelnden Damen, sondern in der Hütte des Landmanns, dessen Gattin bei steter Arbeit, gesunder Luft, Frohsinn, Scherz und Heiterkeit die Kräfte schneller wieder erlangt, als unsere Weiber im Gewühle der Stadt es kaum ahnden können. Bei diesen ist gerade das Gegentheil; und so manche sieht sich durch nichts einem frühen Tode überliefert, als durch die häufige Niederkunft, die sie so oft erdulden mußte, und die ihr Auszehrung, Gicht, Blutflüsse aus der Gebärmutter und andere unheilbaare, zwar vielleicht langsam, aber fast unvermeidlich tödtende Uebel zuzogen. Struve hat daher sehr recht, wenn er in einer seiner Schriften sagt:

«Das erste Vierteljahr nach der Entbindung muß wenigstens in dieser Hinsicht die Frau sich so verhalten, als ob sie keinen Mann hätte: ist sie vollends schwächlich und kränklich, so muß sie dieses Verhalten noch strenger beobachten. Es darf wohl nicht errinnert werden, daß auch dann noch eine gewisse Mässigkeit in dem ehelichen Umgange erfordert wird.»

nen es Statt findet, so muß sie nothwendig auf beide Theile ausgedehnt werden.

29.

Es ist eine ziemlich bekannte Sache, daß der männliche Saame eines der wichtigsten Reizmittel für die thierische Oekonomie ist, in so fern er aus den Saamenbläschen aufgesogen und ins Blut zurückgeführt wird. Nun findet dieses vornehmlich dann Statt, wenn im Körper eine Kränklichkeit prädominirt. Die Natur scheint sich hier dieses concentrirten Saftes zu bedienen, um so zu ihrem Zwecke zu gereichen, das vorige Wohlbefinden wieder herzustellen. Wird nun durch einen, zu so unrechter Zeit erfolgenden, Beischlaf diese Bemühung vereitelt; wird die Kraft des Körpers durch die damit verknüpften Anstrengungen ebenfalls erschöpft: so kann das Leiden, das an sich von keiner Dauer gewesen wäre, nun gar zu leicht den entgegengesetzten Charakter annehmen.

30.

Bei denen tritt dasselbe Gesetz aus demselben Grunde ein, die nach erfolgter oder eben Statt findender Besserung wieder ihre noch wenigen Kräfte diesem Genusse opfern; und nicht selten sah man davon die traurigsten Folgen, die bedeutendsten Rückfälle in die kaum beseitigte

Krankheit entstehen, wenn ein unzeitiger Beischlaf ihnen die wenigen erst gesammelten Kräfte raubte, die ihnen zur völligen Wiederherstellung nöthig waren. Eine unbedeutende Entzündung am Knöchel wurde dadurch einmal bis auf den heftigsten Grad gebracht, und epileptische Zufälle waren nicht selten die Folgen bei andern davon.

31.

Es giebt mehrere kränkliche Beschaffenheiten des Körpers, wo die Neigung zum Beischlafe vorzüglich stark ist, wo um deswillen also jene Bemerkung vorzüglich eintritt. Bei Hypochondrie, bei Hämorrhoidalpatienten, bei Tripperkranken, bei solchen, die eine Anlage zur Auszehrung, Schwindsucht haben, oder schon daran leiden, am Steine, an der Gicht leiden, bei solchen ist nicht selten die Neigung ungemein groß.

Bei Hypochondristen, wegen der so schnell wechselnden Empfindungsunfähigkeit und Gemüthsstimmung. Bald sind sie das Bild der Verzweiflung, der Muthlosigkeit, bald, wenn ein Glas Wein ihre schwachen Nerven berauscht, achten sie sich dem Herkules gleich.

Bei Hämorrhoidalkranken, weil der Unterleib derselben vom Blute strotzt, und die hier ausgedehnten Gefäße nun in einem Zustande der widernatürlichen Reizung sind.

Bei Tripperkranken, wegen des in der Harnröhre prickelnden Reizes.

Bei Stein- und Gichtkranken aus demselben Grunde.

Bei Schwindsüchtigen, wegen der Reizbarkeit ihrer Nerven.

Wird diese Neigung nun befriedigt, so wird das Uebel ungemein vergrößert. Der widernatürlichen Spannung der Kräfte folgt eine um so größere Erschlaffung derselben nach, und die Muthlosigkeit des Hypochondristen wird gewöhnlich nach vielem Beischlafe noch um vieles größer. Bei Hämorrhoidalkranken, wo der Reiz des in diese Theile in größerer Menge strömenden Blutes die Ursache zum Triebe des Beischlafs wird, wird die nothwendige Folge seyn, daß das Blut nun in noch größere Menge dahin geht. Bei Tripperkranken, denen er schon an sich ganz verboten seyn muß, in wiefern sie auch das Individuum anstecken, das den Genuß theilt, wird das Brennen, die Entzündung der innern Haut, der Harnröhre beim Manne, der Mutterscheide beim Weibe, auf den höchsten Grad gebracht, und das Brennen, das schon an sich damit verbunden ist, oft unerträglich. Mit Gicht- und Steinkranken ist es etwas ähnliches, und bei denen, die an Lungenfehlern leiden, geht es nicht besser, in Hinsicht ihrer Körperbeschaffenheit.

Wenn dieses schon so ein bedeutender Grund ist: so wird es ohne Zweifel der nicht weniger seyn, daß gar leicht durch so einen Beischlaf, wenn er von fruchtbaren Folgen ist, die erzeugte Frucht selbst den Stempel des Gebrechens an sich tragen kann, der seinem Vater zu Theil war. Man hat gewiß so manches von Erbkrankheiten, d.h. von solchen gehört, die sich vom Vater auf den Sohn, von der Mutter auf die Tochter durch die Zeugung forterben; und wenn es auch keinem Zweifel unterworfen ist, daß davon gar manches übertrieben und als unwahr angesehen werden muß: so beweisen doch unläugbare Thatsachen auf der andern Seite, daß der Hauptsache nach es gegründet ist, was die ältern Aerzte davon behauptet haben. Wenn nur der kleinste Funken Vernunft beiwohnet, wird er wohl, wenn sein Körper in einer solchen Verfassung ist, einem augenblicklichen Genusse sein ferneres Wohl aufs Spiel setzen und das Daseyn eines elenden Geschöpfs begründen helfen, das vielleicht während seines ganzen Daseyns über ihn klagt und bittere Seufzer ausstößt?

Daß das eine, wie das andere, vom weiblichen Geschlechte nicht minder, als vom männlichen gilt, bedarf wohl kaum einer Erinnerung. Bei dem weiblichen Geschlechte kommen vorzüglich, außer den übrigen Krankheiten, die der Geschlechtstheile in Betracht, z. B. weißer Fluß, Reinigung, Mutterbeschwerden und so manche andere.

32.

Heiterkeit u. wahres Kraftgefühl sind zwei andere wichtige Momente, auf die es bei dem Genusse des Beischlafs unter übrigens gleichen Umständen für das Geschöpf wenigstens ankommt, das dieser Stunde sein Daseyn verdankt. Der Geist muß für nichts Sinn bei diesem Genusse haben, als für den Genuß; und wehe dem Wesen, dessen Vater nur Sinn für seine gelehrten Streitigkeiten, seine Handelsbücher, seine Mühseligkeiten hat, während er am Busen seiner Gattin die seligste Wonne genießen könnte. Daher kam es, daß die Kinder so manches geistvollen Gelehrten nur Krüppel am Geiste wurden, und ihrem Vater in nichts gleichen; daher kommt es, daß Kinder der Liebe durch Geistes- und Körperkraft sich meistentheils so sehr vor denen auszeichnen, die in der Ehe gezeugt werden, wo der Genuß um so lauer genossen wird, je weniger irgend ein Hinderniß da ist, das denselben schmackhafter seyn, begieriger suchen, inniger genießen machen könnte. Daher kommt es ferner, daß das erstgeborne Kind einer Familie nicht selten auch das vorzüglichste ist, in wiefern da beiden Eltern auch da noch gleiche Körperkraft nicht allein, sondern auch gleich hoher Genuß gegeben ward, den keine Gewohnheit, keine Alltäglichkeit abgestumpft hatte. Daraus ergiebt sich, daß das Recht der Erstgebornen bei verschiedenen alten Völkern keinesweges so ganz ein Produkt der Chimäre, der irregeführte Politik war, gesetzt, daß sich auch in einzelnen Fällen eine Ausnahme, wie billig, und bei solchen Dingen gewöhnlich, gezeigt hätte.

Thümmel hat sehr recht, wenn er in seiner Reise nach den mittäglichen französischen Provinzen singt:

Die Laune schleicht dem Bettler in die Hütte,
Dem Fürsten in sein Staatsgemach
Zu Hymens stillem Glückspiel nach.
Wo, selbst beim Anspruch auf die beste Nummer,
Dem Mürrischen nur eine Niete fällt,
Die das Gepräg von seinem Stundenkummer
Oft Enkeln noch vor Augen stellt.
Wenn Heinrich in dem Arm der schönen Gabriele
Nach einer edlen That der Liebe Lohn empfängt:
Wer zweifelt, daß nicht da die Farbe seiner Seele
Auf einen Bastard übergeht?
Indeß der Erbe seiner Krone
Nicht ihm, nur seinem Mißmuth gleicht,
Mit welchem er, zur königlichen Frohne,
Ins Bett der Infantin schleicht.

## 33.

Zu welcher Zeit des Tages dieser Genuß am heilsamsten sey? – Diese Frage kann nicht anders als ebenfalls von Bedeutung seyn, und man hatte sie bald so, bald anders beantwortet. Die Franzosen halten die des Abends für die beste. *«Vive l'amour après le souper!»* sagen sie. Die älteren Aerzte, vorzüglich Boerhave, nehmen die des Morgens für die beste an. Die Kraft des Körpers soll hier am ungeschwächtesten, am concentrirtesten seyn, Heiterkeit und Frohsinn vorzüglich obwalten, und nichts dem frohen Genusse im Wege stehen, als der Wille des Gatten selbst.

Im Allgemeinen kann man annehmen, der Beischlaf ist dem Körper sehr schädlich, wenn er mit Speisen und Getränken vollgepropft ist. In dieser Hinsicht wird der Beischlaf so leicht nachtheilig, wenn er nach dem Mittagessen vollzogen wird. So wie nämlich anhaltendes Gehen, angestrengtes Denken, Fahren, Reiten und jede harte, mit vieler körperlichen Anstrengung verknüpfte Arbeit der Verdauung, wenn der Körper nicht ungemein stark ist, ungemeinen Schaden zufügt, weil die Erregbarkeit des Körpers die jetzt zunächst im Magen von den in demselben befindlichen Speisen in Thätigkeit gesetzt werden soll, überall geübt wird, und nun zunächst zwar nur der Magen auf diese Art, endlich aber der ganze Körper leidet, so wird auch der Beischlaf dieselbe Wirkung erscheinen lassen, da wohl dieser mit den heftigsten Anstrengungen verbunden ist; und wenn sich auch von ihm nicht gleich für ein oder zweimal eine Folge einstellt, so ist es doch gewiß, daß dieses um so mehr und in um so höherem Grade dann der Fall seyn muß, wenn dieser Genuß um diese Zeit öfters wiederholt wird.

34.

Wird, wie dieses vorzüglich in den höhern Ständen sich ereignet, die Abendmahlzeit sehr spät genossen, so können hier keine Ausnahmen von der allgemeinen Erfahrung Statt finden, wie sich dem oben Gesagten zu Folge ergiebt. Wenn nun auch gleich Triebe zu dem jetzt schädlichen Genusse im Innern erwachen, die diesem allen zu widersprechen scheinen, so ist dieses zwar leicht möglich, in wiefern jetzt der Genuß gewürzhafter Speisen, weniger Getränke, ja, Genuß sehr nährender Speisen selbst dahin wirken; in wiefern schon erschwerter Blutumlauf auf Anschwellung, Anhäufung des Blutes in den Zeugungstheilen veranlaßt; allein man darf doch nicht unmittelbar auf ihre Befolgung denken, sondern kann nichts besseres thun, als ein für allemal sie im Entstehen zu unterdrücken und für ein andermal zu verhüten suchen.

35.

Indessen folgt daraus dennoch keineswegs etwas für die Heilsamkeit des Beischlafs, der des Morgens Statt findet. Wenn auch gleich jener

Mann in der Türkei einst über die eheliche Pflicht predigte, daß alle diejenigen, die dieselbe beim Einbruche der Nacht erfüllten, ein eben so verdienstliches Werk thäten, als wenn sie einen Hahn opferten; daß diejenigen, die mitten in der Nacht ihre Schuldigkeit verrichteten, eben so viel Lohn zu erwarten hätten, als wenn sie einen Hammel opferten; daß endlich diejenigen, welche mit Sonnenaufgang ihre eheliche Pflicht ausübten, sich eben so verbindlich machten, als wenn sie einem Sklaven die Freiheit gäben*); wenn gleich Boerhave selbst und neuere Aerzte ihm beistimmten, so lassen sich doch immer gegen diese Gewohnheit die wichtigsten Einwendungen machen. Das, was jener Mann vortrug, dürfte am wenigsten bestimmen. Die Vorurtheile über diesen Gegenstand, die von Mahomet authorisirt wurden – denn da waren sie schon vor ihm – sind unglaublich, und stammen aus den Zeiten her, wo noch das Morgenland die kraftvollsten Männer zeigte. Auch jetzt hat es dergleichen mehr, wie in irgend einer europäischen Provinz; aber doch hat die Vielweiberei, die Verbindlichkeit, die eheliche Pflicht jedem Weibe wenigstens alle Wochen ein oder zweimal zu leisten, die Pädasterie, und jene Vorurtheile, nach welchen die Kraft des Mannes unerschöpflicher als ein Brunnen ist,

*) Sonnini's Reisen ins Morgenland.

wenigstens unter den Großen eine fast allgemein verbreitete Entnervung verursacht.

Abgesehen davon. Der Beischlaf ist für den Körper, wie schon mehrmals erinnert worden, eine derjenigen physischen Handlungen, die die Kräfte des Körpers am meisten zur Thätigkeit auffordern. Am Morgen pflegen diese am meisten zu reagiren, da sie die ganze Nacht geruhet hatten. Leicht werden sie aber auch bei dieser so sehr heftigen Anstrengung über Gebühr erschöpft werden. Gefühl der Abspannung, Kopfweh, Schlafsucht u. dgl. pflegt da nicht selten die Folge davon zu seyn; es verhält sich dann meistens alles so, wie nach einer des Morgens erfolgten unfreiwilligen Saamenergießung. Wer mit dieser öfters geplagt war, weiß auch gewiß recht gut, welche Abstumpfung, welcher Unmuth u.s.f. darauf zu erfolgen pflegt.

36.

Wenn Jeder den Beischlaf erst dann genöße, nachdem wirklich eine Vollsäftigkeit, ein Ueberfluss des Saamens zugegen wäre: so möchte es wohl überhaupt gleichgültiger seyn, zu welcher Zeit der Beischlaf unter solchen Verhältnissen Statt fände. Diese Bedingung sollte freilich nie aus den Augen gelassen werden; indessen geschieht es nur gar zu oft, um nicht die hier möglichen Nebenvortheile und auch entstehenden

Nebennachtheile würdigen zu müssen. Dieß scheint ausgemacht zu seyn, am vorteilhaftesten ist der Beischlaf, unter übrigens gleichen Umständen, beim Schlafengehen, wenn

a) die Abendmahlzeit mässig und nicht zu spät, d.h. nicht nach sieben Uhr gehalten worden war; wenn

b) der Geist selbst frei von allem war, was seine Heiterkeit trüben, d.h. was ihn für den Genuß, der hier seiner harrt, weniger empfänglich machen konnte; wenn

c) keine die Kräfte erschöpfende Arbeit, Reise, oder des etwas, am Tage vorgefallen war, die ihm nun die Ruhe nöthiger machen würde, als diesen die Kräfte noch mehr erschöpfenden Genuß.

37.

Ein Umstand verdient hier vorzüglich erwähnt zu werden, da sich auf ihn das letztere Raisonnement vornehmlich stützt; es ist der:

Die Ausdünstung ist beim Beischlafe meistentheils, so wie auch nach demselben, um ein großes vermehrt. Sind beide Theile vollkommen gesund und jung, so geben sie dadurch einander wechselweise einen nicht ganz unbedeutenden Ersatz für das, was beim Beischlafe selbst unmittelbar aufgeopfert wird. Wie kann diese Absicht, die sich nach der Meynung eines Tissots, Hufelands u.a. Aerzte, vornehmlich dadurch bewähret, daß der Beischlaf selbst, so viele Kräfte er auch an sich erfordert, deren doch weniger verlangt, als der unnatürliche Verlust des Saamens bei der solitären Wollust, wie Heidenreich die Onanie nannte; wie kann, sag' ich, besser diese Absicht erreicht werden, als wenn eines in den Armen des andern sanft entschlummert, und gestärkter am Morgen erwacht?

Ein anderer hierher gehöriger Umstand, auf den erst Millot gehörig aufmerksam gemacht hat, (in seiner Schrift, *l'art de procréer des enfants selon la volunté**), verdient hier nicht weniger, oder darf nicht weniger Aufmerksamkeit verdienen. Die Anstrengung, die mit dem Beischlafe verbunden ist, der Verlust des Saamens bemerkt unmittelbar nach seinem Genusse zuerst beim Manne, und dann bei dem Weibe, eine ziemlich starke Neigung zum Schlafe, die um so mehr ein Fingerzeig der Natur seyn muß, je mehr der balsamische Schlaf bei ihr überall das einfachste und sicherste Mittel ist, die Kräfte des Körpers wieder herzustellen. Dieser Finger-

*) Neu herausgegeben und übersetzt von mir, und bei Gräff in Leipzig zu haben.

zeig kann aber nur dann befolgt werden, wenn der Beischlaf des Abends Statt findet. Die einzige Zeit, die in einiger Hinsicht dieser Absicht noch entsprechen könnte, wäre der Morgen; allein es ist ja eine bekannte Sache, daß der Schlaf des Morgens am wenigstens dazu geeignet ist, dem Körper Kraft und Stärke zu geben; daß meistentheils auf den Genuß des Morgenschlafs Abspannung statt Erquickung, Düsternheit statt muntern Wesens, Trägheit statt Kraftgefühl zu folgen pflegt. So ergiebt sich auch hier wieder ein neuer Grund, der aber gewiß nicht minder wichtig als der vorige ist.

38.

Indessen können allerdings einzelne Menschen von diesen im Allgemeinen gültigen Behauptungen eine Ausnahme machen. Mancher ist nach dem Genusse des Beischlafs des Abends so unruhig, genießt so wenig Schlaf, daß er deswegen eine andere Zeit wählen muß. Mancher bekommt nach dem Genusse desselben zu seiner Zeit gar eine unwillkührliche Saamenergießung, der er nicht besser entgehen kann, als wenn er ihn erst des Morgens ausübt, u. s. w.

Am nachtheiligsten möchte wohl sein Genuß am Tage seyn. Die Gründe davon ergeben sich aus dem vorigen. Man vergl. auch damit Nro. 34.

39.

Fassen wir die einzelnen Punkte noch einmal kürzlich zusammen, die unsere Aufmerksamkeit bis jetzt beschäftigt haben:

Der Beischlaf war die wichtigste oder wenigstens eine der wichtigsten Verrichtungen, für welche die thierische Oekonomie bestimmt ist.

Nicht zu frühe darf er befriedigt werden, eben weil er die wichtigste, diejenige Verrichtung ist, für welche also auch völlige Reife, völlige Kraftentwickelung vorhanden seyn muß, wenn nicht das Ganze, auf Unkosten des Einzelnen, und dieses Einzelne selbst leiden soll; wenn nicht, mit andern Worten, zuerst die Wohlfahrt des ganzen Körpers zertrümmert, und dann die Fähigkeit für diesen Genuß und für die Erzeugung seiner Folgen selbst verlohren gehen soll.

Der Beischlaf erfordert zu viel Kräfte, um sich nicht, wenn er oft wiederholt wird, zu erschöpfen. Er darf daher immer nur mäßig genossen werden.

Der Beischlaf kann aber auch, in Bezug auf den Mann, dann nur von fruchtbaren Folgen seyn, wenn der in ihm zu verspritzende Saft gehörige Zeit für seine Reife und Vollkommenheit gehabt hatte. Dieser Ansicht zu Folge ist sein mässiger Genuß eben so nothwendig, da bei dem zu häufigen in keiner Hinsicht jenem Zeit genug gelassen wurde, sich gehörig zu concentriren.

Zweiter Abschnitt.

## Der Rathgeber bei dem Beischlafe.

### Einleitung.

Wenn auch das Wichtigste vorbei ist, was in Bezug auf das Wohlseyn des ganzen Körpers, auf die Wirksamkeit des Beischlafs, in so fern er auf Befruchtung abzielt, gesagt werden konnte; so wird doch auch nicht ganz unwichtig das in diesem Abschnitte Vorzutragende seyn.

a.

«Wie ist der Beischlaf zu vollziehen?»

b.

«In welcher Stellung oder Lage ist er zu vollziehen?»

Dieses sind die beiden Fragen, deren Beantwortung hier erwartet werden darf, die auch in der That nicht ohne Intresse für den seyn können, der auf der einen Seite so gern wissen möchte welche Abweichungen und Seitenwege die Vernunft auch hier aufgefunden hat, während er daraus für die größere oder kleinere Wirksamkeit des Beischlafs Resultate ziehen kann.

1.

Der Mann giebt bei dem Beischlafe eine Feuchtigkeit her, die zur Befruchtung unumgänglich nothwendig ist. Etwas ähnliches findet sich auch bei dem Weibe. Wenn man den Versicherungen angesehener Beobachter trauen darf so ergießt sich auch bei ihr eine Feuchtigkeit, die für die Erzeugung nicht weniger nothwendig ist, und sich von der des Mannes nur dadurch unterscheidet, daß sie für den weiblichen Körper selbst weniger unumgänglich nothwendig ist.

Wenn indessen der Zeugungsakt selbst fruchtbar seyn soll, so ist es, wie es scheint, unumgänglich nothwendig, daß die Vermischung dieser beiden Feuchtigkeiten in einem u. demselben Momente von statten gehe.

Um dies zu bewirken, muß nothwendig eine Uebereinstimmung beider Gatten Statt finden, die zwar nicht mit Aengstlichkeit, sorglicher Berechnung erzielet werden kann, allein sehr gut eine Folge der Mäßigkeit seyn wird, die ein Theil bei diesem Genusse so lange zu erhalten bemüht ist, bis seines Triebes Feuer auch das des andern geworden ist. Je gleichförmiger dieser Genuß, je weniger er übereilt ist, desto länger dauert es auch, bevor er vorüber eilt; desto eher pflegt er auch mit den süßesten Früchten gekrönt zu werden. Wenn denn der wichtigste Moment beim Zeugungsakte, die Ergießung der

Saamenfeuchtigkeit, bei dem einen Theile eintritt, dann wird sie auch bei dem andern eintreten.

Die Hauptsache ist hierbei, wie man einsieht, daß der Genuß nicht übereilt werde. Schon Ovid hat daher auch diesen Rath gegeben, wenn er irgendwo sagt*):

– «Und es werde ja nicht übereilt
Der Wollust Hochgenuß.»

2.

Um die Vermischung dieser beiden Feuchtigkeiten und die davon abhängende Befruchtung um desto sicherer zu bewirken, ist es auch nöthig, so viel wie möglich, die Annäherung der beiderseitigen Schaamtheile in jenem wichtigen Momente zu bewirken, wo die höchste Extase Statt findet, und der Genuß der höchsten Wollust für jeden andern Gedanken den Geist unempfänglich gemacht hat. Der Ausdruck der Schrift:

«Und beide werden ein Fleisch.»

werde hier buchstäblich erfüllt.

Zugleich ist es, in Bezug auf das Weib, unumgänglich nothwendig, daß sie nach empfangenem Saamen des Mannes so wenig lebhafte Bewegun-

*) In seiner Ars amandi.

gen mit den Schenkeln und dem hintern Theile des Leibes mache, als möglich. Je gewöhnlicher diese Bewegung ist; je mehr sie den Genuß des Beischlafes erhöhet, desto mehr wird auch diese Erinnerung am rechten Orte seyn. Theils wird diese Bewegung selbst die Annäherung der beiderseitigen Zeugungstheile verhindern, theils die Vermischung der Saamenfeuchtigkeiten in sofern einschränken, als die des Mannes nicht hinlänglich Zeit gewinnt, sich, in die Gebärmutter eingespritzt, aufzuhalten. Lukrez, der alte römische Dichter, giebt daher schon dem Weibe einen sehr richtigen Rath, wenn er sagt:

> «Nicht nöthig ists, mit diesem Theil sich zu bewegen,
> Er hindert die Empfängniß nur, zieht sie sich oft
> Zurück und streckt sich wieder vor. Es weichet
> Des Mannes Kraft aus der beschriebnen Bahn,
> Und unnütz wird sein Saame dann vergeudet,
> Wenn ihre Brust so die Bewegung theilt.
> Nur Buhlerinnen thun es, um keine Frucht
> Zu ziehn, und unsre Weiber, so dem Mann'
> Noch Wonn' zu geben, die nicht heilsam ist.»

3.

Je*) weiter die Mutterscheide durch den öftern Genuß des Beischlafs, durch die Niederkunft u.s.f. geworden ist, desto geringer ist im Durch-

*) Einige der nachfolgenden Sätze sind, zum Theil, mit den nöthigen Veränderungen, aus meiner Schrift: die Kunst, das Zeugungsvermögen b..G..u. 2ter Thl. entlehnt.

schnitt die Wonne, welche beide Theile davon erfahren. Das Bestreben, den alten Grad des Genusses wieder herzustellen, ist hier nicht allein sehr natürlich, sondern in mancher Hinsicht lobenswerth, sobald man nur die rechten Mittel ergreift. Alle, welche indessen nur Verengerung der Mutterscheide vor Augen haben, ohne auch darauf zu achten, ob sie vielleicht die den Zweck des Beischlafs fördernde Vereinigung der beiderseitigen Geburtstheile hindert, kränkliche Beschaffenheiten dieser und anderer Theile verursacht, müssen dagegen wegfallen. Das beste Mittel für diesen Zweck ist: fleißig eine Auflösung des Alauns in kaltem Wasser, etwa ein Quentchen auf ein Pfund oder Nösel, in die Scheide einzuspritzen, oder diese damit auszuwaschen, vermittelst eines Schwammes.

Es ist dies einfache Mittel, von Zeit zu Zeit angewendet, das sicherste, um unzähligen örtlichen Fehlern der Zeugungstheile beim Weibe vorzubeugen, die alle aus Erschlaffung darin etwa entstehen können.

4.

Nur der Mensch konnte die Frage aufwerfen, in welcher Stellung der Beischlaf, in welcher Lage er zu genießen ist? Nur er konnte sie aufwerfen, er, der in allem klügelt, jeden Genuß auf verschiedenen Wegen erprobt, und immer auszuklügeln bemüht ist, auf welchem er den höchsten findet.

Im Allgemeinen läßt sich ohne Zweifel als wahr annehmen:

«Die Stellung ist dafür den Menschen bestimmt, in welcher der Zweck des Beischlafs am sichersten und leichtesten erhalten, erreicht werden kann.»

An diesen Probierstein gehalten, ist denn nun die gewöhnlichste auch die der Natur am meisten angemessene.

Es gründet sich schon diese Behauptung auf das gegenseitig Statt findende naturgemäße Verhältniß der Zeugungstheile. Man hat eine Zeichnung, welche nach Blumenbachs Meynung, der sie besitzt, in ihrer Art eigen ist; sie rührt von dem berühmten Leonardo da Vinci her, und stellt einen Mann vor, der seiner Gattin einen Beweis der ehelichen Zärtlichkeit giebt. Beider Rumpf ist so in paralleler Richtung durchschnitten, daß man das schickliche Verhältniß der weiblichen Scheide zu dem Gliede selbst wahrnehmen kann.

Es hat diese gewöhnliche Lage, die man mit Recht allein eine Umarmung, vom liebenden

Herzen diktirt, nennen kann, noch den Vortheil, daß sie den Ausdruck der zärtlichsten Umarmung, den Kuß und alles dasjenige erlaubt, was den so thierischen Akt doch ungleich mehr zu veredeln, zu verfeinern im Stande ist.

5.

Indessen giebt es Fälle, wo jenes schickliche und natürliche Verhältniß der Zeugungstheile zu einander abgeändert ist. Die Mutterscheide des Weibes kann ungewöhnlich lang, das männliche Glied dagegen sehr kurz seyn. Bis jetzt ward die Befruchtung dadurch wohl gar verhindert, im letztern Falle der Beischlaf wohl gar schwierig und unmöglich. Und dann verdient die Beiwohnung nach Art der Thiere ohne Zweifel den Augenblick vorgezogen zu werden. Den Weg, den die Ruthe des Mannes zu nehmen hat, wird hier ziemlich gegen einen Zoll verkürzt, vorausgesetzt, daß sich das Weib mit den Lenden auch gehörig in die Höhe beuge, daß das Haupt niedriger sey als diese, denn sonst ist die ganze Lage nicht allein ebenfalls unnütz, sondern auch sogar selbst für den Beischlaf, – wie sehr nun vollends für die Zeugung? – unbrauchbar, verhindernd.

Daß übrigens bei der vorausgesetzten Bedingung die Befruchtung ungleich sicherer zu erwarten sieht, ist eine bekannte, schon von den Alten angenommene Behauptung.

«Mit aufgelegter Brust,
Mit hocherhabnen Lenden, nach der Art
Der Thier', empfängt das Weib sehr leicht
Vom Saamen ihres Mannes»

sagt schon der angeführte Lukrez, und die arabischen Aerzte des siebenten und achten Jahrhunderts stimmen ihm gern bei.

Man findet auch bisweilen, daß die weibliche Scheideöffnung sich ungewöhnlich nach dem After zuneigt.

Dadurch muß die Beiwohnung auf die gewöhnliche Art außerordentlich erschwert werden, und es bleibt daher nur diese übrig.

6.

Dagegen giebt es einige Arten der Beiwohnung, die in gar keinem Bezuge vortheilhaft, im Gegentheile derselben sehr hinderlich, und dem Körper, oft wiederholt, sehr nachtheilig sind.

Hierhin gehört denn zuerst der Beischlaf im Stehen. Die Muskeln werden dabei ungemein angegriffen; der Körper leidet also dabei doppelt. Wenigstens gilt dieses in Bezug auf den Mann. Zwischen Eheleuten wird diese Art der Beiwohnung schwerlich vorfallen, und gewiß um so weniger, je mehr sie den Nachtheil davon wissen, je geringer das Vergnügen ist, das sie schafft, je weniger die Veranlassung eintritt, die manchmal sie im außerehelichen Zustande veranlaßt, je seltener dabei Befruchtung möglich ist.

Etwas weniger nachtheilig, und man wird leicht einsehen, warum? ist die Beiwohnung, wo das Weib auf dem Schooße sitzt. Sie ist ungleich gewöhnlicher. Ich kann als Arzt nichts weiter dagegen sagen, als daß sie die Delikatesse beleidigt, welche dem Feinfühlenden eigen ist; daß, sie, oft wiederholt, die Kräfte des Mannes denn doch zu sehr anstrengt, und endlich, statt die Befruchtung zu befördern, diese im Gegentheile eher hindert, da das gehörige tiefe Eindrängen des männlichen Gliedes in die Mutterscheide dadurch verhindert wird. In den Fällen, wo diese ungemein lang, vielleicht zu lang wäre, möchte vielleicht diese Art der Beiwohnung, da das Weib dem Manne den Rücken zukehrte, auch aus theoretischen Gründen gerechtfertiget und durch die Erfahrung als heilsam, wenigstens in Bezug auf das Weib, bewährt werden können; nur müßte der Mann um so seltner den Genuß suchen, jemehr er aus dem vorher angegebenen Grunde für ihn angreifend wäre.

Beiwohnung von der Seite ist unbequem für beide Theile. Einige Aerzte redete ihr das Wort, inwiefern so die Direktion des männlichen Gliedes bei den höhern Hüften des Weibes mehr nach dem einen oder dem andern Eierstocke desselben bewirkt, und damit ihrer Meynung nach die Erzeugung eines Knabens oder Mädchens erzielt werden könnte. Alle die hierbei zum Grunde liegenden Theorien taugen aber nichts. Man vergl. Millots Erzeugungskunst, S. 236, u. f.

7.

Wenn auch ebenfalls dem Manne das Recht zusteht, auch in diesem Genusse zu künsteln und ihn auf verschiedene Arten zu erproben, so hüte sich doch das Weib, hier eine Stimme haben zu wollen. Mitten im Rausche der Sinne sey doch stets die holde Schaamhaftigkeit in ihrem Busen mächtig. Nie lasse sie diese vernichten. Sie dulde, gleich der sanften Rose, daß der Mann ihre Reize geniesse, aber sie zeige ihm nicht, daß Begierden in ihr toben, die ihre Würde, ihre Achtung vermindern würden. Geilheit und Schaamlosigkeit. Unersättlichkeit im Genusse der ehelichen Freuden schänden das Weib, und entkräften den Mann, erfüllen ihn mit Eckel für ein Wesen, das nie den Genuß suchen, das ihn, nur aus Liebe sich hingebend, gewähren darf.

8.

Dagegen hat aber auch der oben angeführte Schriftsteller, May, sehr recht, wenn er so manche unglückliche Ehe daraus ableitet, daß das Weib da Kälte erkünstelt, wo der Mann an ihrem Busen Wonne sucht; die andächtige Magdalena spielte, wo sie nur die sinnliche spielen sollte. Sehr wahr sagt er:

«Geflissentliche, rachsüchtige Kälte, Vorwürfe, seichte Entschuldigungen, Vorwände, unartiges Betragen, Trotz und Starrsinn, oder sonstige Ziererereyen und Empfindlichkeiten, oder gar lächerliche Andächteleyen, in den Augenblicken, wo der sinnliche Wollustrausch den Mann zum Genuß der ehelichen Umarmung anwandelt, ist ein großes Hinderniß der Glückseligkeit im Ehestande. Wie manches Eheweibchen, besonders vom höhern Range, zog mit solchen Waffen gegen den Liebesgott des Ehebettes zu Felde, und verscheuchte denselben auf ihre ganze Lebenszeit. Das Ehebette ist blos der Liebe, der Freundschaft, der sanften Gefälligkeit, den Begattungstrieben, nicht der Rachsucht, nicht den Ueberlegungen, vielweniger den Ausbrüchen der Eifersucht, den Thränen, der Seufzer und Zanksucht geweihet. Nie darf das Ehebett der Richterstuhl seyn, vor welchem die Frau das Betragen des Mannes rüget, gegen seine Conduite deklamirt und Abschlagung der ehelichen Pflicht dekretirt. Nie darf das Ehebett eine Börse seyn, wo Eigennutz herrscht, und wo der Mann die Gefälligkeiten der Frau Gemahlin durch Versprechungen des Flitterstaats, einer Spazierfahrt oder sonstigen Vergnügungen, erhandeln, erkaufen oder erbetteln muß. Selten wird der Mann eine Ausschweifung begehen, wenn derselbe bei seiner Frau findet, was er bei einer Maitresse sucht, nämlich Wollust, Gefälligkeit, liebkosende Nekkereien. Wenn die Gattin nicht aus Temperament gefällig seyn kann, so sey sie es aus Freundschaft, aus Eigenliebe, um ihn in keine fremden Arme zu liefern. Es ist sogar vernünftig, in jenen Augenblicken sich zu verstellen, wo der natürliche Reiz zum Beischlafe mangelt. Nichts verabscheut der feurige Ehemann mehr, als unschickliche und lächerliche Andächteley im Ehegenuß, woran gar oft unerfahrene, dummbigottische Beichtväter, oder bejahrte, schnurrbärtige, andächtige Matronen schuld sind. Eine schlaue Gattin protestirt nie gegen die Art, mit welcher der lüsterne Mann ihre Reize genießen will, vielweniger verachtet sie seinen Begattungstrieb und seine zärtliche Zubringlichkeiten in diesen Augenblicken. Manches gute Weibchen rechnet es sich zur Tugend an, nicht eben so lüstern, nicht eben so geil, als der Mann zu seyn, wo es doch blos Temperamentsfehler bei ihr ist.»

9.

Zum Schlusse dieses Abschnittes nur noch einige Bemerkungen.

Es hält so sehr schwer, im Genusse des süßesten Vergnügens das rechte Maaß und Ziel zu halten. Doch ist es so nothwendig, um die Gesundheit und Zeugungskraft zu erhalten. Daher als Nachtrag zu dem, was oben über diese Nothwendigkeit gesagt ist, noch ein guter Rath, den ein ungenannter Schriftsteller über diesen Gegenstand einem guten Freunde giebt:

«Hüten Sie sich», schreibt er an diesen, «in Ansehung des bewußten Punktes, vor allen wechselseitigen Verabredungen über Thun u. Lassen. Denn wenn gleich dieselben auf das reinste Vertrauen gebaut würden: so führen sie gerade doch zu Ueberschreitungen; jeden sanften Blick oder Händedruck, oder Hoffen an einem Tage der bestimmten Enthaltsamkeit, legt man flugs nach dem Mitleiden aus, das man jetzt an der Lage des andern Theils nimmt. Die Ueberschreitungen eines erklärten Vorsatzes aber machen, daß man bald alle Regeln, als doch nicht ausführbar, beseitigt, und dann stehen wir am gränzenlosen Abgrunde. Fahren Sie also fort zu deliberiren, aber nur für sich allein. Ich meyne auch, es sey der entscheidende Wink der Natur leicht wahrzunehmen, daß dem Weibe, wegen seiner überwältigenden Reize, wegen der ihm weniger schädlichen Bereitschaft, und wegen seiner schönsten Tugend, der Schaamhaftigkeit – durchaus keine Deliberationsstimme zukomme, sondern daß der stärkere Theil für sich allein urtheilen, und wegen steter Veränderlichkeit der Umstände sowohl, als auch um nicht zu verwöhnen, nichts im Voraus zusagen soll, bis auf die Minute des um so süßern Ueberfalls. Dieß harmonirt zugleich mit der männlichen Würde, die in allen Stücken, zum Glück der Ehe, aufrecht bleiben muß. Der Gattin hingegen steht es an, so oft ein Hinderniß von ihrer Seite eintrete, dasselbe gleichsam vorübereilend, in einem andern Gesundheitsdiskurse zur Wissenschaft des Mannes einzuschalten.»

10.

Der ungenannte Verfasser der Beiträge zur Diätetik macht, im Verlaufe der schon angeführten Stelle, folgende; nicht weniger wichtige Bemerkungen:

«So lange der Eheherr noch nicht für oder wider den Akt eingenommen ist», sagt er, «darf kein Händespiel dazu kommen. Dagegen bin ich so billig, an Tagen und Nächten der beschlossenen Enthaltsamkeit den um so viel reinern Genuß aller Schönheitslinien, bis auf die Herzgrube, keineswegs zu verwerfen. Nur versteht sich, daß auch dieser feine Scherz nicht übertrieben werden dürfte.»

«Sollte man wohl glauben», endigt er, «daß auch der Kuß, ja, sogar die wörtlichen Betheurungen der Zärtlichkeit, ihr Maaß haben? Dieses überschritten, schleifen sie uns gleichsam auf dem abgeglätteten Tanzsaale unwillkürlich weiter. Also auch hierin möge ihnen eine Mäßigung, deren Gränze nicht so enge zu seyn braucht, um so empfehlender erscheinen, weil sie aus reeler Liebe entspringt, weil sie allein die gleich starke Fortdauer der Leidenschaft und der lebenslänglichen Hochachtungsbezeugung gewähren kann, und weil unter solchen Bemühungen, der Erguß der Seele, des ganzen Wesens, in und unmittelbar nach dem Akte, alles mit reichen Zinsen einbringt.»

11.

Ein vorzügliches Hinderniß, das der ehelichen Mäßigkeit hier im Wege steht, ist ohne Zweifel der Umstand des jeden Augenblicks möglich werdenden Genusses im Ehebette, wenn dieses gemeinschaftlich ist. Mit Recht, wie es scheint, hat man auch aus dieser Ursache darauf gedrungen, diesen Gebrauch ganz abzuschaffen. Allein die Schriftsteller, die über solche Gegenstände geschrieben haben, stellen so verschiedene, gleich wichtige Gründe gegen einander auf, daß es fast unmöglich ist, über den Gebrauch oder Nichtgebrauch ein entscheidendes Urtheil zu fällen.

«Um einen fühlenden und stolzen Mann in einer ehrerbietigen Entfernung zu halten», sagt ein Franzose seiner Leserin, «und ihn zu hindern, seine Herrschaft auch auf den Genuß der Liebe zu erstrecken, vermeide sie bis zum Herbste des Lebens den so abgeschmackten und überdies ungesunden Gebrauch des gemeinschaftlichen Ehebettes.»

Und was sagt einer der neuesten Schriftsteller über diese Materie*)? über diesen abgeschmackten und ungesunden Gebrauch, wie ihn jener nennt?

«Das letzte und unstreitig das bedeutendste Zeichen der ehelichen Gemeinschaft ist das gemeinschaftliche Ehebett, geweiht der süßen Ruhe u. den geheimen Freuden der ehelichen Zärtlichkeit. Auch hier hat die Mode und Vornehmthun die ursprüngliche schöne Sitte der Väter, in Einem Bette mit ihren Gattinnen zu schlafen, aus den höhern Ständen verdrängt, hat ihnen das eigentliche wahre Ehebette geraubt, u. es blos den untern Volksklassen überlassen. Dafür aber reicht diesen auch Hymen einen vollern und süßern Becher ehlichen Glücks. Ich will mich nicht auf das Zeugniß eines Arztes berufen, welcher behauptete: daß eine Menge von Krankheiten in den nächtlichen Erkältungen ihren Grund hätten, welchen sich die Gatten höherer Stände bei ihrer wechselseitigen Annäherung, durch getrennte Schlafstellen, aussetzen. Ob es aber nicht die Innigkeit der ehelichen Verbindung erfordert, daß Gatten nicht wie geschiedene

*) Krug über die Ehe. 1800. S. 140.

Leute, sondern wie zwei Menschen, die nur ein Ganzes ausmachen, und einen vollständigen Menschen darstellen sollen, auch in einem Bette von den Mühseligkeiten des täglichen Lebens ausruhen; ob nicht die Delikatesse gebiete, ein unanständiges Kriechen aus einem Bette in das andere zu meiden, und es einander so wenig als möglich merken lassen, daß man Genuß finde; ob nicht die Klugheit anrathe, ein so leichtes und unschuldiges Beförderungsmittel des häuslichen Friedens, als ein gemeinschaftliches Lager darbietet, (indem es die Menschen, wenn irgend ein Zwist die Gemüther erbittert hat, gleichsam nöthigt, sich wieder einander zu nähern und mit einander auszusöhnen, ehe der Zorn Wurzel faßt und zum Grolle wird), nicht zu verschmähen: dies mögen diejenigen beurtheilen, welche hierüber aus eigenen Erfahrungen urtheilen können. Vielleicht ist es nicht zu viel gewagt, wenn man behauptet, daß die unselige Mode, in abgesonderten Betten zu schlafen, schuld an einer Menge unglücklicher Ehen in den höhern Ständen ist. Unglücklicher Weise hat man noch den alten löblichen Gebrauch, in einem wirklichen Ehebette zu ruhen, bei den Hochzeiten größtentheils beibehalten, so, daß es scheint, als wenn die ganze Innigkeit und davon abhängende Glückseligkeit der ehelichen Verbindung blos auf die Brautnacht beschränkt seyn sollte.»

## 12.

Hält man diese so ganz verschiedenen Absichten gegen einander, vergleicht man die physischen Nachtheile, die aus möglicher Erkältung u.s.f. bei getrennten Schlafstätten entstehen können, mit der Schwierigkeit, da enthaltsam zu seyn, wo alles, alles zum Genusse einladet: so wird man einsehen, daß es schwer fällt, ein in jedem Falle anwendbares Urtheil zu fällen. Das ist gewiß, bei der nicht völligen Gesundheit des einen oder des andern Gatten, ist das Schlafen in Einem Ehebette durchaus nicht rathsam: die Reinlichkeit verbietet dasselbe während der monatlichen Reinigung und des Wochenbettes. Bei zu großer Begierde und zu großer Mühe, sie bei einiger Gelegenheit zu bekämpfen, wird es endlich ebenfalls rathsam seyn, diese so wichtige Gelegenheit zu vermeiden. Dann aber rathe ich nicht allein zu getrennten Schlafstätten, sondern lieber dazu, in verschiedenen, durch Schloß und Riegel abgesonderten, Gemachen zu schlafen. Außerdem ist es gewöhnlich nur ein sehr schwacher Widerstand, den man den Trieben entgegensetzt, die hier so leicht befriedigt werden. In einem andern Falle wird es sich ohne Zweifel am besten so machen, daß zwei aneinander stehende Betten eben so gut ein gemeinschaftliches, als ein doppeltes, bilden können.

Dritter Abschnitt.

## Der Rathgeber nach dem Beischlafe.

### Einleitung.

Nur wenig wird über das gesagt werden können, was nach dem Beischlafe zu beobachten ist, um theils die Gesundheit zu befördern, theils seine Folge, die Befruchtung, um desto sicherer zu bewirken. Das letztere kann natürlich nur das Weib angehen. Manches, was auch hier eine schickliche Stelle finden könnte, vielleicht sollte, ist schon bei einer andern Gelegenheit, im ersten Abschnitte, erörtert worden. Man kann darüber alles das nachlesen, was über Beischlaf in der Schwangerschaft, über oft wiederholten Beischlaf, der selbst seine Folgen wieder aufhebt, über Beischlaf während der Monatsreinigung u.s.f. ist gesagt worden.

1.

Was das Weib zu thun hat, um desto sicherer eine Wirkung des gehabten Genußes zu sehen, besteht in wenigem. Zunächst vielleicht allein in dem:

Sie verhalte sich nach dem Genusse unmittelbar einige Zeit ruhig auf ihrem Lager, in ihrem Bette, am besten mit verschränkten Schenkeln.

Jede unmittelbar auf den Beischlaf folgende heftige Bewegung, vorzüglich Aufspringen, Steigen, Gehen, Urinieren, Kothausleerung schadet hier entsetzlich, verhütet die Empfängniß, nach dem, was auch die Erfahrung gelehrt hat, fast gewiß. Ich weiß den Fall, wo eine Gattin auf den ersten Beischlaf empfieng, als sie den Gatten in ihrem Bette aufnahm, dem sie, seinem Willen nachgebend, vorher allemal in seinem einen Besuch abstattete, um von da sogleich alsdann durch ein anderes Zimmer zuerst in das zu gehen, wo ihre Schlafstätte befindlich war.

2.

Heftige Bewegungen, Tanzen, Springen und dergl. sind selbst einige Tage nach der Empfängniß im Stande, sie wieder zu vernichten. Auch davor muß sie sich also sehr hüten, die Gattin, die sich und ihren Erwählten bald mit dem Namen Mutter erfreuen will. So mancher Ball der in den ersten oder nach den ersten acht Tagen der Verheirathung gefeiert wurde, war das Mittel, die frohe Hoffnung wieder zu vernichten, die vielleicht noch nicht einmal der unwissend Betrogenen selbst bekannt war. Das Schlimmste ist, daß die Zeichen der Statt findenden Empfängniß durchaus mangeln. Was die Behauptung mancher Aerzte von dem kurz nachher eintretenden Schauder, von Eckel und Widerwillen gegen den Beischlaf, von Ermüdung nach dem fruchtbar gewesenen Beischlaf, von Trockenheit der Scheide nach demselben, und so manche andere anbelangt, so sind alle höchstens in sehr seltenen Fällen bewährt gefunden worden. Die Verwirrung der Sinne ist zu groß. Erst, wenn das Monatliche ausbleibt, und etwas Uebelkeit, Brechen eintritt, kann man im Allgemeinen die Befruchtung annehmen. Deswegen können auch nur einige allgemein zu beobachtende Regeln angegeben werden. Dieß ist so eben geschehen. Man kann zu ihnen nur noch etwa den Umstand fügen, daß alles das, was über heftige Körperanstrengungen gesagt worden ist, auch von Erschütterungen gelte, die von den Leidenschaften und Gemüthsbewegungen im Körper erregt werden können.

3.

So viel über das, was hier, als dem Weibe zuträglich, noch nachzutragen war.

In Hinsicht des Mannes wird noch weniger zu erinnern seyn.

Er scheuche nicht den Schlaf von sich, der ihm von selbst entgegen kommen wird. Ihm ward er dazu gegeben, den Verlust zu ersetzen, der hier so eben Statt gefunden hatte. Die allgemeine Amme der Natur will ihm hier an ihrem Busen die verlorene Kraft wieder ersetzen.

Schwächlichen Männern wird es sehr anzurathen seyn, den Morgen nach dem Beischlafe durch irgend ein nahrhafteres und verdaulicheres Frühstück, als sie gewöhnlich zu sich nehmen, die Entkräftung, den Nachtheil, den sie vielleicht für den Augenblick haben könnten, zu verhüten.

Das Einfachste, was sich dazu empfehlen läßt, sind ohne Zweifel rohe Eidotter. Man rühre etwa drei derselben mit einem Glase ächten Wein, gleichviel, welchen, einigen Kaffeelöffeln Zucker und etwas gestoßenem Zimmt unter einander, und genieße sie so oder mit etwas Zwieback. Gewürzlose gute, rein bereitete Chokolade empfiehlt sich ebenfalls.

Ueberhaupt verdient es für die letztere Klasse von Männern erinnert zu werden, daß sie sehr wohl thun, nicht allein den Beischlaf ungemein mäßig zu genießen, sondern auch durch eine nährende, kräftige Nahrung von gutem Fleische und Geflügel und rohen oder weichen Eiern, ihren Körper in den Stand zu setzen, selbst diesen m ä ß i g e n Beischlaf, unbeeinträchtigt an ihrem ganzen Körperwohlseyn, vertragen zu können. Wenn das letztere, der Genuß einer bessern Nahrung, und zwar von Manchem beobachtet wird, so glaubt er sich darum oft um so eher zu dem

Gegentheile des erstern berechtigt. Dieß ist denn nun aber freilich ein Irrthum, der gewöhnlich um so härter bestraft wird, je langsamer sich die Folgen davon und je fester sie sich einnisten.

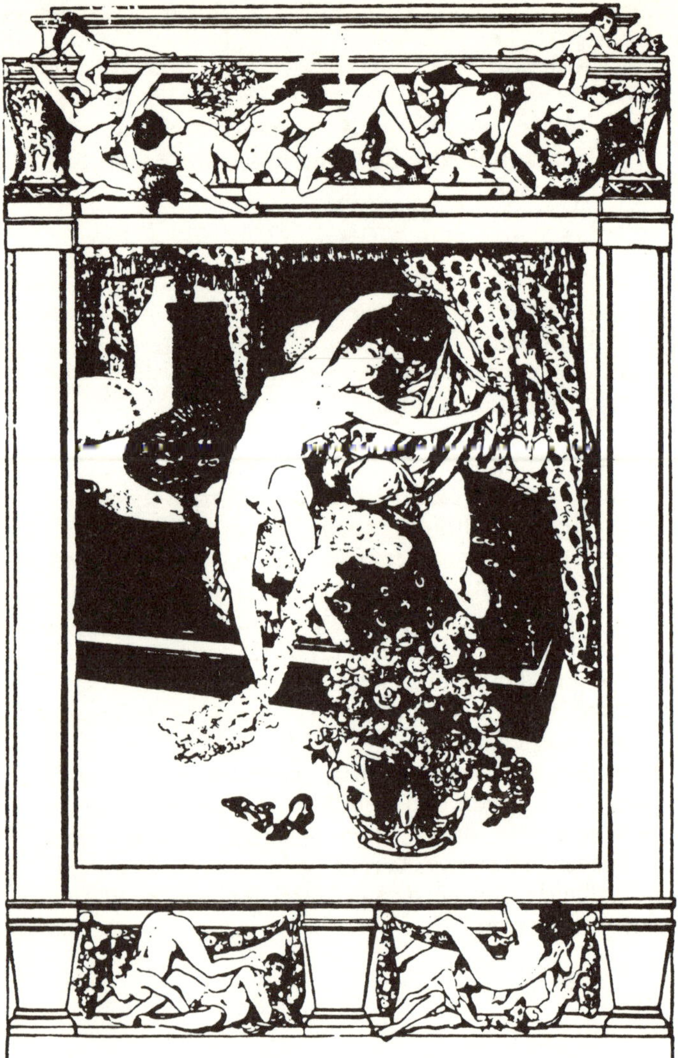

Anhang.

## I.
## Ueber einige den Beischlaf überhaupt angehende Momente.

1.

Der Beischlaf ausser der Ehe erfordert noch ungleich mehr Kräfte von beiden Seiten, als der in der Ehe selbst, mit Ausnahme der ersten Wochen darin.

Abgesehen von der Gefahr, durch ihn mit einer Krankheit vergiftet zu werden, die leider nur zu gewöhnlich ist und durch mehrere politische Verhältnisse noch viel mehr verbreitet werden muß, muß es also jedem jungen Manne von Bedeutung seyn, sich eines Genusses zu enthalten, der nicht durch die Ehe gebilligt wird. Die Ursache, die ihn hier so Kräfte verzehrend seyn läßt, besteht vornehmlich in der leidenschaftlichen Stimmung, in der Art, wie ihn beide Theile dann suchen.

Die Bestrebungen alle giengen nur darauf hin. Sie können den Beischlaf nur als den letzten Zweck von ihnen allen ansehen, in der Ehe dagegen ist er nur Mittel, ein Mittel, wodurch sich beide Gatten den größten Beweis ihrer Zuneigung geben.

Findet eine solche aussereheliche Beiwohnung nur selten Statt, so schadet sie auch freilich nicht. Aber der Weg ist zu schlüpfrig. Wer ihn einmal einschlug, gleitet leicht weiter auf ihm fort und dann muß diese stete Abwechselung, verbunden mit dem Rausche der Leidenschaft, ehe man dahin kam, einen beabsichtigten Gegenstand sich eben so geneigt gemacht zu haben, nothwendig Folgen der Entkräftung erzeugen, die in der Ehe doch viel seltner u. minder hartnäckig sind.

Fällt man Buhlerinnen in die Hände, so läuft man dann noch stets Gefahr, durch hundert Kunstgriffe zu neuen Anstrengungen gereizt zu werden, die endlich eine um so größere Erschöpfung zurücklassen, je unnatürlicher u. heftiger sie waren.

2.

Dies bringt mich auf den so gewöhnlichen Glauben, daß durch manche Arzneien, Speisen und Getränke der Trieb zum Beischlaf verstärkt, die Kraft dazu vermehrt werden könne. Schon in sehr alten Zeiten herrschte derselbe.

Die Liebestränke der Alten sind bekannt. Sie waren das Geheimniß der Sklavinnen u.s.f. Jetzt wissen wir wenig, wohl gar nichts von ihnen.

Was die dafür wirksamen Arzneien anbelangt; so sind die meisten, welche als Arkane im Hamburger Correspondenten und sonst angeboten werden, nur erhitzende, die Zeugungstheile vielleicht heftig, selbst schmerzhaft reizende Mittel, allein ihre Wirkung bleibt oft eben darum ganz aus, oder ist schnell vorübereilend, oder sie erstreckt sich höchstens nur auf Begattung, fast nie auf Befruchtung, was ein wesentlicher Unterschied ist.

Nun, den Beischlaf selbst nur auf den Genuß, auf die Begattungsfähigkeit zu beschränken und möglich machen zu wollen, heißt den Menschen als Thier behandeln und erniedrigen. Will man also da, wo das Vermögen dazu fehlt, als Arzt der Menschheit nützen, so muß es nicht durch Arzneimittel geschehen, die blos die Nerven der Genitalien reizen, sondern überhaupt auf die Entfernung dessen wirken, was sie abstumpfte, die die Bereitung und Absonderung eines guten Saamens befördern, welcher das eigentliche Reizmittel ist, wodurch die Genitalien in Thätigkeit gesetzt werden sollen, welche den Organismus überhaupt stören und den Ernährungsprozeß begünstigen. Ein Mittel kann hier unmöglich in allen Fällen allein nützlich seyn. Es muß nach den Umständen eines Jeden vertauscht, verändert, mit andern vermischt werden.

3.

Was die Nahrungsmittel anbelangt, denen man vornehmlich eine die Mannheit vermehrende

Kraft zuschreibt, so gehören hierher vornehmlich:

Der Sellerie,

die Kartoffeln,

die Petersilie

und einige andere Vegetabilien.

Man irrte sich sehr, wenn man in ihnen etwas anderes, als harntreibende Stoffe suchte, d.h. solche, die in der Harnröhre auch eine prickelnde, reizende Empfindung machten, welche unter begünstigenden Umständen leicht eine – obschon widernatürlich – vermehrte Neigung zum Beischlaf zur Folge haben könnte.

Wahre Kraft dazu können sie nicht geben, da müßten sie in den Gefäßen, welche den Saamen bereiten, thätig seyn, müßten diese zu größerer Thätigkeit disponiren.

In einigen Ländern sind die Kartoffeln, wegen des auf diese Art in ihnen befindlichen Ehesegens, so verrufen, daß ihr Anbau Hindernisse findet, z.B. in Norwegen. Kinder, welche des Abends Kartoffeln erhalten, lassen ihr Wasser ungemein leicht ins Bett. Bei manchem kann auch die sich reichlich aus ihnen entwickelnde Lust, welche die Anhäufung der Säfte befördert, Veranlassung dazu geben, daß er größern Reiz in den Zeugungstheilen verspürt.

4.

Den letztern vermehren nun ganz vornehmlich *Spirituosa* aller Art, wenn sie unter Umständen genossen werden, welche ihre Einwirkung dahin befördern, d.h. in Gesellschaft des andern Geschlechts.

Und doch ist, im Ganzen genommen, trotz des stürmischen Feuers, das sie zu dem Genusse desselben erregen, ihr Gebrauch dazu äußerst nachtheilig, wenn er die Grenzen der Mäßigkeit überschreitet. Nur solchen, welchen unnöthiges Mißtrauen in ihre männlichen Kräfte setzen, welche darum den Beischlaf weder zu üben wagen, noch üben können, würde ich zu ihrem Genusse für diesen Zweck in so weit rathen, als ein ächter Wein den Muth erhebt, den Geist freier von den Banden macht, die seinen Flug lähmen, d.h. den Sorgen, den Grillen. Ueberschreiten sie und alle andere aber die Grenzen der Mäßigkeit bis zu dem Grade, daß ein starker Rausch statt der Heiterkeit und des Frohsinns, der Fröhlichkeit, der Unbefangenheit eintritt, so riskiren sie, daß die entsetzlichen Folgen desselben, Schlagfluß abgerechnet, ihre Kräfte um so mehr gelähmt werden, je mehr sie nun unnatürlich angespornt waren, und desto mehr in einem Zustand der Erschlaffung zurücksinken müssen. Allerdings hat das Sprichwort: *Sine Baccho friget Venus,* etwas Wahres, aber nur auf die bemerkte Art kann dies Wahre statt finden. Uebrigens pflegen Kinder, die im Rausche erzeugt wurden, leicht Blödsinnigkeit, Mangel am Geiste zu zeigen.

5.

Und doch ist der Wunsch, gesunde, schöne, geistreiche Kinder zu zeugen, etwas so gewöhnliches, etwas so natürliches, daß ich in der That nicht Anstand nehme, bei dieser neuen Auflage etwas darüber einzuschalten.

Allerdings können dafür keine Regeln gegeben werden, die ein untrügliches Produkt gewährten

Alles, was wir in dieser Hinsicht ohngefähr wissen, ist, daß ein Paar, ausgestattet mit vieler Geistes- und Körperkraft und Schönheit, auch Sprößlinge erzeuge, die ihm an allem diesem gleichen, wenn es den Beischlaf

1) mäßig
2) bei vollem Kraftgefühl,
3) bei feurigem Triebe dazu,
4) unter Umständen ausübt, die auf die Einbildungskraft Einfluß haben u. sie, was Schönheit anbetrifft, mit Bildern erfüllen können, die diesem entsprechen.

Den Alten war diese Bildung des werdenden Geschlechts heiliger als uns. Eine Königin gebar die schönsten Kinder, erzählten sie, weil sie, umarmt von ihrem Gemahl, starr auf die schöne Andromeda sahe, deren Bild in ihrem Gemache hieng. Sie stellten in die Schlafzimmer der Gattinnen die schönsten Statuten. Auch in katholischen Ländern sieht man ja, daß sie nicht unrecht hatten, durch den Abglanz der Schönheit manches Heiligen, mancher Marie und Magdalene, vor der die Mutter, die so ein Kind gebar, geknieet hatte, bestätigt.

Unsere Vornehmen haben eine Quelle zur künftigen Schönheit ihrer Kinder mehr.

Sie können für den höchsten Genuß der Liebe ein Local einrichten lassen, das allem entspricht, was die Phantasie in holde, angenehme, dem entsprechende Träume wiegen kann. D. Grahams Bett in London war nicht über berechnet. Möge doch auch das Ihrige elastisch, mit Gemälden, die die Sinne reizen, und die Schönheit personifiziren, geschmückt seyn. Wohlgerüche können dann noch den Geist in süße Trunkenheit versetzen und sanfte Erleuchtung, das Gelispel einer Flötenuhr sie bei der Umarmung eines holden Weibes vollenden.

6.

Wer gesunde und schöne Kinder haben will, muß freilich auch die Jahreszeit nie außer Acht lassen.

Zwar werden Kinder zu jeder Zeit gezeugt und geboren, der Mensch ist an keine gebunden. Aber ausgemacht ist es, daß keine für den Eintritt in die Welt günstiger ist, als der Ausgang des Winters, so wie der spätere Frühling für die Zeugung. Beides stimmt gut zusammen. Dort giebt der nun so erleichterte Genuß freier, milder Luft, Gesundheit, Kraft, Wohlgefühl; hier trägt sie, das Aufkeimen aller Pflanzen, das vermehrte Leben und Wohlbefinden aller Geschöpfe dazu bei, dies in dem Umgange beider Geschlechter sympathetisch rege zu machen. Zum Glück entspricht die Mehrzahl der Menschen diesen Umständen wieder. Im Februar und März sind die meisten Geburten und dies entspricht dem häufigen Genuß der Liebe im Mai und Juni. Sie sind die Monate der Wonne, der Natur und – der Liebe.

7.

Wie oft der Beischlaf in einem bestimmten Zeitraume zu genießen ist, dürfte in diesem Anhang wohl auch kurz zu erörtern seyn, nachdem alles das schon in Betracht gezogen wurde, was von Wichtigkeit der Saamenbereitung u.s.f. mitgetheilt wird.

Vornehmlich kommt hier das Alter in Betracht.

Nach dem 20sten Jahre wird ein großer Theil dessen, was der Körper vorher allenfalls entbehren konnte, nothwendig zur Erhaltung desselben gebraucht. Also der edelste Theil seiner Säfte gewiß am ersten; und die Ausleerung derselben muß nothwendig mit jedem Jahre sparsamer seyn, wobei nun Nahrungs- und Lebensweise, starke Gesundheit, Spuren des Triebes u. s. f. eine freilich mitentscheidende Stimme haben. Je höher man an die 50 und über die 50 Jahre hinaus ist, desto weniger denke man an einen Genuß, da ja ohne dies Früchte, welche aus ihm entblühen, nicht in ihrer Reife gesehen werden könnten.

Dem Weibe steht hier gar nicht einmal bis über einige 30 Jahre ein Recht zu hoffen zu. Wird sie gegen oder nach dem 40sten schwanger, so ist auch meist der Tod oder sehr schwere Entbindung ihr Loos.

Die Fälle, wo Männer noch als Greise befruchteten und ohne allen Nachtheil oft den Beischlaf üben konnten, sind doch wenig, und sie gelten nur als Ausnahmen.

## II.

## Beschreibung des Baues und der Beschaffenheit der Geschlechtstheile beider Geschlechter.

Daß eine gehörige Kenntniß dieser Theile für jeden, dem der Werth und die Beschaffenheit seiner körperlichen Hülle am Herzen liegt, Intresse haben muß, wird wohl keines Beweises bedürfen. Indessen, es ist nicht allein die Rede davon, auch in so fern ist sie gewiß jedem von Nutzen, als er einsieht, wie ihre Beschaffenheit so manchem Uebel unterworfen seyn kann, das in dieser Beschaffenheit seinen Grund erhält, wenn er in seiner Lebensart darauf keine Rücksicht nimmt. Er lernt den Zusammenhang genauer kennen, in welchem dieser Theile Verrichtungen mit denen des übrigen Körpers stehen. Er weiß sie gut zu schonen, nicht über Gebühr anzustrengen, sich aller der einfältigen Meynungen zu enthalten, die so oft die Folge der Unwissenheit in diesem Punkte sind, in welcher sonst jeder, der nicht Arzt war, erhalten wurde. Daß überdies manche Stelle, die vielleicht undeutlich war, durch diesen Anhang nun verständlicher wird, bedarf wohl keiner Erwähnung.

1.

Der Bau der Zeugungstheile sowohl bei dem einen Geschlechte, als bei dem andern, ist ungemein kunstvoll. Innerhalb der Unterleibshöhle und außerhalb derselben sind sie so eingerichtet, daß sie den wichtigsten Raum einnehmen, und zugleich mit den Ausführungsgängen in genauer Verbindung stehen, durch welche sich der Körper seiner unnützen Stoffe entledigt. Die

Geschlechtstheile sind also bei beiden Geschlechtern

1) äußere und

2) innere.

Die des Mannes sind

a.

Der Hodensack.

Die Allgemeine Bedeckung des Körpers, die Haut, verlängert sich, um ihn zu bilden. Dichtes Zellgewebe, mit vielen Blutgefäßen, dient zu seiner innern Hülle und bildet in der Mitte eine Scheidewand, dadurch also zwei verschiedene Höhlen, worin die unten zu beschreibenden Hoden liegen. Je größer die Wärme ist, die auf diesen Hodensack einwirkt, desto mehr zieht sich das Blut dahin, desto schlaffer hängt er. Je kühlere Luft auf ihn trifft, desto zusammengezogener und straffer ist er. Schwäche des ganzen Körpers, oder der Zeugungstheile, zeigt sich durch dieselbe Erscheinung, und merkwürdig ist es gewiß, daß nicht blos die Knaben vom ersten Lebensalter, sondern selbst vielleicht bei allen Erwachsenen*) es sich sogleich daran erkennen läßt,

*) Am auffallendsten ist aber dieses Symptom bei Knaben. Die Rückkehr der Gesundheit wird bei ihnen durch nichts so sicher verkündet, als durch das wiedererscheinende feste, runde Anschließen des Serotums an den Schaambeinbogen.

ob sie krank oder gesund sind. Die Haare, die ihn bei eintretender Mannbarkeit bedecken, sind ziemlich dicht; indessen möchte es schwer seyn, von ihrer Bestimmung einen Grund anzugeben.

In jeder dieser so von Zellgeweben gebildeten Höhlen dieses Hodensacks liegt

b.

Ein Hode.

Der wichtigste Theil für die Erzeugung des Menschen, mit dessen Verlust auch die Zeugungskraft schwindet, mit dessen krankhafter Beschaffenheit auch eine größere oder kleinere Beeinträchtigung derselben entsteht. Vorausgesetzt, daß der eine oder andere beide Hoden betrifft. Die Struktur derselben ist eben so zart als kunstreich. Eine Menge zelliges Gewebe, das aber ungleich feiner, als das ist, das die innere Fläche des Hodensacks überzieht, bedeckt ihn. Sie nimmt ihren Ursprung von der zarten Decke selbst, die die Gedärme und Eingeweide des Unterleibs, unter den Muskeln dieses gelegen, überdeckt.

Wenn dieselbe weggenommen wird, so stellt sich eine festere, häufigere Decke dem Blicke dar. Zwischen ihr und der eigentlichen Substanz des Hodens ist ein leerer Raum, der mit einem feinen Dunste ausgefüllt ist. Geht dieser Dunst in eine große Menge lympatischer, wässeriger Feuchtigkeit über, so entsteht dann die so zu schwer heilende Wassersucht der Scheidehaut des Hodens, der sogenannte Wasserbruch. Uebermäßiger Beischlaf, Selbstschwächung, ist von diesem, die örtlich schwächenden mechanischen Ursachen, z. B. Druck, Quetschung, abgerechnet, eine ungemein gewöhnliche Ursache.

3.

Der Hoden, der in ihr selbst liegt, zeigt zuerst seine eigene Haut, eine feste, weiße, sehnige Haut, und in dieser findet sich denn nun die innere Masse desselben, eine weiche, gelbliche Substanz, die dadurch in viele Theilchen, Zellen, oder wie man es sonst nennen will, zertheilt wird, daß die zuletzt genannte Haut in einzelnen Zweigen selbst in diese Substanz hineingeht. Unzählige, ungemein zarte Kanäle sind hier zur Aufnahme, zur Absonderung des Saamens bestimmt. Wollte man sie entwickeln und in eine gerade Linie bringen, so würde ihre Länge, nach der Berechnung eines großen Anatomen, 18000mal mehr betragen, als die des Hodens selbst. Ein Anderer hat sie gar zu 5208 Fuß angegeben, was aber ohne Zweifel übertrieben ist.

Natürlich müssen die Kanäle äußerst zart seyn, und daher geben sie die Veranlassung zu den so unzähligen sogenannten Saamenbrüchen, d.h. zu den Krankheiten des Hodens, wo Stokkung, Verhärtung in seiner Organisation Statt findet und wozu nun alle örtlichen Verletzungen, Druck, Quetschung, Schlag etc. auf diese Theile alles, was die Ausleerung des Saamens hindert etc., Gelegenheit giebt. Noch häufiger wirken indessen alle diese Ursachen auf den mit den Hoden genau verbundenen Theil*).

4.

Es gehen nämlich diese vielen Kanäle in einige weitere, netzförmige verbundene Röhrchen über, und aus diesen steigen mehrere kurze Ausführungsgänge in den sogenannten

c.

Nebenhoden

hinauf, der auf dem Hoden selbst liegt, mit diesem durch die erwähnte Haut genau verbunden ist, und nichts vorstellt, als eine durch ein lockeres Gewebe bewirkte Verbindung der hier nun schon weiter gewordenen Ausführungsgänge des Saamens, die wir so eben kennen lernten. Oben auf der Spitze dieses Nebenhodens vereinigen sich nun endlich alle diese Gefässe in einen einzi-

*) Reiter sind daher solchem Uebel am meisten unterworfen, können sich aber durch das Tragen eines Suspensoriums von Leinwand oder feinem Leder fast in allen Fällen dagegen schützen.

gen Kanal, der längs der hintern Seite des Hodens hinuntersteigt, immer weiter und weiter wird, und so in den

d.

Saamengang,

d.h. in einen langen Kanal übergeht, der den so aufgenommenen fertigen Saamen zu seinem Bestimmungsorte hinbringt, d.h. in die Saamenbläschen, die am untern Theile der Urinblase, u. zwar zwischen dieser u. dem Mastdarme liegen.

Aber wie bahnt sich dieser Kanal dahin einen Weg?

Die Muskeln des Unterleibes bilden gegen jede der sogenannten Weichen oder Dünnen hin eine fast dreieckigte Oeffnung, die den Namen des Bauchrings führt. Durch diesen Bauchring steigt bei dem Geschlechte des Mannes aus der Unterleibshöhle heraus und in den Hodensack hinab

a) ein großes bedeutendes Blutgefäß, die Saamenschlagader, die zu dem Hoden geht, um sich dann in die ungemein zarten Kanäle zu verlieren, in welchem in der Substanz des letztern die Saamenfeuchtigkeit selbst destillirt wird.

Dagegen geht hinauf u. durch sie hinein in den Unterleib

b) die große, bedeutende Ader, welche das Blut aus den Hoden zurück nach dem Herzen leiten soll.

c) Der genannte Saamengang selbst.

Alle diese drei verschiedenen Kanäle bilden einen gemeinschaftlichen Theil, den sogenannten Saamenstrang, indem sie durch zelliges Gewebe verbunden sind, an welchem nur der Hoden hängt, der sich deutlich fühlen läßt.

5.

Diese Saamengänge liefern nun, wie schon erwähnt, ihren Saamen in die

e.

Saamenbläschen

ab, deren ebenfalls zwei sind. Es sind ziemlich dünnhäutige, aus Zellgeweben bestehende Bläschen, die durch ihre faltige Struktur das Ansehen bekommen, als ob sie aus mehrern Bläschen beständen. Es verengert sich allmählig jedes dieser Bläschen in einen Ausführungsgang, der sich in der Harnröhre öffnet, um hier zu seiner Zeit dem Saamen seine Ausleerung zu verschaffen.

Weil Hoden, Saamengänge und Saamenbläschen doppelt da sind, und die auf der einen

Seite durchaus keine Gemeinschaft mit denen der andern haben: so glaubten mehrere daraus schließen zu können, die Theile der einen Seite seyen dazu, die Saamenfeuchtigkeit abzusondern u. zu bewahren, die für die Erzeugung des einen Geschlechts nöthig wären, während auf der andern die nöthige Vorrichtung für die Hervorbringung des andern getroffen worden wäre. So nahm der bekannte Organist Henke an, daß der rechte Hode den Saamen absondere, der die Erzeugung der Knaben bewirke, und der linke den für das andere Geschlecht bestimmten hergäbe, und gründete darauf zunächst seine Kunst, das Geschlecht des Kindes vorher schon bei dem Beischlafe zu bestimmen. So gewiß es nun auch ist, daß die Natur nicht leicht etwas so und nicht anders mache, so gewiß ist es doch auch, daß diese ihr untergeschobene Absicht falsch ist; denn man weiß z.B. daß mehre Stämme der Hottentotten ihren mannbar gewordenen Jünglingen durchaus den rechten Hoden ausschneiden, daß viele Männer nur einen Hoden haben und doch Kinder beiderlei Geschlechts zeugen.

Uebrigens erhellt aus diesen Verrichtungen und aus dem Bau dieser Theile sattsam, wie unter allen Feuchtigkeiten, die im Körper aus dem Blute abgesondert werden, die des Saamens mit der meisten Mühe abgesondert wird; daß bei ihm die größte Vorsicht zu seiner Aufbewahrung und

Läuterung verwendet wird. Die oben mitgetheilten Stellen werden dadurch viel Licht bekommen.

6.

Die Saamenfeuchtigkeit vermischt sich, wenn sie ausgespritzt wird, in der Harnröhre mit einem weißlichen Schleime, den eine ziemlich große Drüse absondert, welche den Namen der

f.

Vorsteherdrüse

führt. Sie liegt ganz am Anfange der Harnröhre, von der Harnblase an gerechnet, also am Ende derselben, wenn man von außen, an der Eichel, den Anfang annimmt, die sie, mit dichtem Zellgewebe damit verbunden, daselbst selbst umgiebt, und läßt die Ausführungsgänge der Saamenbläschen an ihrem hintern Theile durch sie hindurch erst in die Harnröhre gehen. Zu welchem Zwecke sich diese Feuchtigkeit mit der des Saamens vermischt, ist uns unbekannt. Bei einigen Thieren, dem Bocke und dem Widder z. B. fehlt sie ganz, und daraus erhellt, daß sie zur Zeugung selbst entbehrlich sey. Vielleicht dient sie nur dazu, die Menge des Saamens, in Hinsicht der Masse, der Menge, zu vermehren, und so zu bewirken, daß er desto sicherer in die Gebärmutter eingespritzt werde.

7.

Die

g.

H a r n r ö h r e,

in welche sich nun der Saame beim Beischlafe oder nach einem andern auf die Ausführungsgänge einwirkenden Reize ergießt, bildet mit einigen andern Theilen gemeinschaftlich das männliche Glied, und stellt, nachdem sie aus der Bekkenhöhle herausgetreten ist, eine runde häutige Röhre vor, die da, wo sie aus der Harnblase ihren Ursprung nimmt, durch Zellgewebe, das zwischen ihren Häuten liegt, ziemlich dick wird, in dem übrigen Fortgange aber nur einen häutigen Kanal bildet. Mehrere Drüsen öffnen sich in ihrer innern Fläche, um sie durch ihren Schleim zu befeuchten und gegen den scharfen Harn zu schützen.

Die mit der Harnröhre verbundenen andern Theile des männlichen Gliedes sind

a) z w e i r u n d e, s c h w a m m i g e K ö r p e r und
b) d i e E i c h e l.

Die schwammigen Körper entspringen unten am Gefäße, wo sie sich an dem untern und innern Theile des daselbst befindlichen Knochens durch zelliges Gewebe befestigen, dann zusammentreten und in ihrer untern Rinne, die ihre runde Gestalt machen muß, die Harnröhre aufnehmen, während in der obern ein für das männliche Glied bestimmtes Blutgefäß liegt. Beide sind durch eine feste hautige Membran, die senkrecht zwischen sie hineingeht, getrennt. Mit Recht, nennt man sie schwammige Körper, denn sie stellen die Natur eines solchen in ihrem Innern aufs genaueste dar. Wenn auf die Blutgefäße derselben ein Reiz einwirkt, der nun mithin macht, daß das Blut zu ihnen stärker fließt, so werden sie ausgedehnter, größer und steifer, und durch die Muskeln, die damit verbunden sind, kann das männliche Glied nun in der Richtung erhalten werden, die für die Begattung nöthig ist, zu welchem Behufe sich auch an der obern Fläche ein sehniges Band anheftet.

8.

Was die Eichel anbelangt, so ist dieses bekanntlich ein länglicht kluglicher, oder, wenn man will, kegelförmiger Körper, der ganz die Beschaffenheit der vorigen hat, ohne doch die mindeste Vereinigung, als die dem ganzen Gliede gemeinschaftliche Hautdecke, damit zu haben. Nur die Harnröhre geht in sie hinein und öffnet sich durch sie und in ihr.

Das ganze männliche Glied ist von der allgemeinen Decke des Körpers, von der Haut, bedeckt, die sich, wo die Eichel sich anheftet, umschlägt, und die kürzere Vorhaut bei dem einen und größere bei dem andern bildet. Zahlreiche Nerven machen es, in der Eichel vornehmlich, und da, wo sich in der Harnröhre die Ausführungsgänge der Saamenbläschen öffnen, zum Sitz des feinsten Gefühls, und so zu dem des Wollustgefühls, das durch mannigfaltige, naturgemäße und erkünstelte oder krankhafte Reize aufgeregt werden kann. Wie berechnet ist übrigens jede Eigenschaft seiner organischen Einrichtung für den Zweck, der dadurch erreicht werden soll. Vermögend, durch den Begattungsreiz eine große, eine viel größere Menge Blut aufzunehmen, als ihm für gewöhnlich zu Theil wird, wird es nun durch die ihm zugleich mitgetheilte Steifheit fähig, in die Mutterscheide des Weibes aufgenommen zu werden, was nicht der Fall seyn könnte, wenn die Harnröhre dieses allein thun sollte. Bliebe es in der Länge, die es außer dem Zustande der Anfüllung hat: so würde ihm die größere Dicke wieder nichts helfen, und deswegen wurde ihm zugleich die Eigenschaft gegeben, gehörig an Länge auch zuzunehmen, um so tief in die Mutterscheide eindringen zu können, und so die Einspritzung des Saamens in die Gebärmutter zu bewirken. Bliebe die Struktur des männlichen Gliedes nur auf die Begattung berechnet; bliebe es immer in dem Zustande der Steifheit, der Aufrichtung: so würde es in der Kleidung, in der Bewegung, beim Arbeiten, gleich hinderlich und die Schaam beleidigend seyn. Wie wohlthätig, daß es von allem diesem nichts zeigt, daß das in sich selbst zu verschwinden scheint, was nicht jetzt zu dem großen Zwecke nöthig ist, der damit erreicht werden soll!

9.

Wenn man bei dem Bau der männlichen Zeugungstheile überall genau absehen kann, zu welchem Behufe sie da sind: so ist dieses nicht ganz so bei allen des Weibes. Wenn man aber dort die größte Weisheit u. die bedeutendste Kunst für die Absonderung und Mittheilung des lebenden Stoffes wahrnahm, so findet man hier alles nicht weniger darauf berechnet, die allmählige Ausbildung u. Entwickelung des aufgesproßten Menschenkeimes zu befördern und ihm zu seinem allmähligen Werden eine sichere Ruhestatt zu gewähren.

10.

Zahlreiche, einige Zoll lange, gekräuselte, ziemlich straffe Haare bedecken bei dem erwachsenen Weibe die mit Fett u. zelligem Gewebe erhabene Stelle des über den Schaambeinen unmittelbar liegenden mittleren Theil des Unterleibs, und bilden so den sogenannten

a.

Venusberg.

Die Haut des Körpers geht von hier herab, von dem hintern innern Theile des Schenkels jeder Seite hinauf und bildet so auf jeder Seite eine sogenannte

b.

Schaamlippe.

Beide liegen mit ihrer innern Fläche beim unberührten Mädchen dicht an einander, beide bilden den Eingang zu der Höhle, wo die süßesten Freuden eines Augenblicks verborgen sind, die oft jahrelange Reue erkauft, beide sind größer bei dem einen Weibe, kleiner bei dem andern. Unter den Hottentottinnen mehrer Stämme sind sie so lang, daß dadurch das Mährchen von der Schaamschürze verbreitet wurde, über deren Grund und Ungrund uns Levailland in seiner Reisebeschreibung so belehrt:

«Einer meiner Jäger hatte eine solche Hottentottin aufgespürt. Dem zu Folge begab ich mich sogleich den folgenden Tag zu der Horde mit meinem Hottentotten, der den Augenblick die Frau erkannte, die seine Aufmerksamkeit gereizt hatte. Er machte mich auf sie aufmerksam. Sie war verheirathet, hatte mehrer Kinder, und schon ein mittleres Alter. Unter mehrern Vorwänden machte ich ihr geschickte Geschenke, um mich in ihre Gunst einzuschmeicheln, um sie, mit einem Worte, zu verführen. Ich hatte hier nicht mit den unverschämten und ausschweifenden Hottentottinnen der Kolonie zu thun, die immer dazu aufgelegt sind, den Weißen u. ihren schändlichen Ausschweifungen zuvorzukommen; ich mußte mich im Gegentheil darauf gefaßt machen, viel Schwierigkeiten zu finden, und wußte, daß die Weiber der Wilden das fast immer der Neugierde abschlagen, was sie der Liebe gewähren.»

«Indessen muß ich es ohne Rückhalt gestehen, daß ich ohne die Unterstützung meiner Leute und die zwanzigmal wiederholte Vorstellung, ich wäre aus einem Stamme, der mit dem ihrigen in gar keiner Verbindung stände, andere Hottentottinnen und Kafferinnen hätten mir dieselbe Gunst umsonst bewilligt, und sie dürfte nur einige Minuten sich dieses gefallen lassen; ich muß, sage ich, gestehen, daß ohne dieses alle meine Geschenke, Bitten und Anschläge vergebens gewesen wären. Selbst einige Männer von ihrer Horde vereinigten ihre Bemühungen mit den meinigen. Endlich ließ sie sich, voll Verwirrung, bestürzt, zitternd und mit beiden Händen das Gesicht verhüllend, die kleine Schürze abbinden und sich ruhig untersuchen.»

Um die allgemeine Behauptung zu wiederlegen, daß die Natur den Hottentottinnen ausschließlich vor andern Weibern einen Vorzug gegeben habe, die Heimlichkeiten ihres Geschlechts zu verbergen, hat ein neuerer Schriftsteller die Behauptung gewagt, es sey diese Sonderbarkeit nichts weiter, als eine beträchtliche Verlängerung der Nymphen, die zu dieser Meynung Anlaß gegeben haben; er hat diesen Schurz nur als einen Fehler vorgestellt, den Hitze, Klima, Alter, Unthätigkeit und Gebrauch des Fettes verursachte. Ich würde nicht fertig werden, wenn ich alle die Einwürfe aufstellen wollte, die sich von selbst darbieten, um seine Meynungen zu stürzen; es drängt sich schon der eine auf, den ein jeder so gut, als ich, haben wird; der, warum die Hitze des Klima's, die Faulheit und der Gebrauch der Fettigkeiten, der beinahe in allen diesen Gegenden Afrika's mit derselben Stärke und auf dieselbe Art im Gange ist, gerade nur bei den Hottentottinnen einzelner Horden diesen Fehler erzeugen sollte? Man weiß es nur zu gut, daß am Kap und in den Colonien daselbst nichts dergleichen beobachtet wird, mögen sie auch daselbst leben und sich betragen, wie sie wollen. Weg damit, die Einbildungskraft über eine Bizarrerie anzustrengen, bei der nichts außerordentliches ist, und als das ein Wunder anzuschauen, was das Werk der Mode und des Eigensinnes ist.

«Die Sache ist eigentlich Angelegenheit des Geschmacks, ich will nicht sagen, eines sittlich verderbten, aber doch eines ausschweifenden, albernen und so beschaffenen, daß der bloße Anblick auch bei der dem ausschweifenden (Europäer) hinreichend seyn würde, um aus seinem Gehirne jeden Gedanken an einen profanen Angriff zu vertreiben und, auf eine neue und zu deutliche Art seine verfeinerten Bedürfnisse täuschend, müßte nur unaufhörliches Lachen an die Stelle der ausgelassendsten Leidenschaft treten.»

In der That ist der natürliche Schurz keine Verlängerung der kleinern, sondern größern Schaamlefzen, welche bis auf neun Zoll gehen kann, mehr oder weniger, je nachdem die Sorge anhaltend gewesen ist, die man auf diese sonderbare Schönheit verwendet hat. Ich sah ein fünfzehnjähriges Mädchen, die schon Schaamlefzen von vier Zoll Länge hatte. Reiben und Dehnen legen den Grund zu dieser Verlängerung, angehäufte Gewichte vollenden sie. Ich sagte, daß es ein besonderer Geschmack und in der Welt gewiß seltner Eigensinn, ein besonderes Raffiniren der Koketterie sey. In der Horde, wo ich mich befand, gab es nur vier Weiber und das junge Mädchen, wovon ich nun eben sprach, die in diesem lächerlichen Zustande waren, worin ich nichts sonderbarer fand, als die Bizarrerie der Erfindung. Vielleicht gab es ehemals bis in die Gegenden hin, welche jetzt die Kolonien haben, ganze wilde Horden, welche mit dieser Eigenheit geschmückt waren; und das ist es wahrscheinlich, was der Grund zu den Irrthümern gelegt hat, welche über diesen Gegenstand verbreitet worden sind; allein die Zerstreuung vertilgt bald alle Gebräuche unter den Menschen. Je öfter der Beischlaf genossen ist, je öfter die Geburt Statt fand, desto weiter sind sie von einander entfernt.

11.

In der obern Vereinigung dieser Schaamlippen liegt der sogenannte

c.

Kitzler,

ein kleiner hervorragender, zapfenförmiger Körper, der mit dem männlichen Gliede die ganze Belebung gemein hat, nur daß er 1) kleiner, und daß er 2) ohne Harnröhre ist. Bei dem Beischlafe ist er von der entscheidensten Bedeutung, da in ihm das höchste Gefühl der Wollust ist; da ohne ihn oft durchaus keine Empfänglichkeit für diesen Genuß Statt fand. Seine ungewöhnliche Länge gab zu dem Märchen der Hermaphroditen Anlaß, denen die Organe beider Geschlechter eigen seyn sollten.

Auf den innern Flächen der Schaamlippen finden sich zwei kleine Blättchen, die sogenannten Nymphen, die von den größern auf die Art gebildet werden, daß die Haut der innern Fläche einer jeden sich verdoppelt. Ueber ihnen ist der Eingang in die Mutterscheide, der aber im jungfräulichen Zustande durch

d.

das Jungfernhäutchen

verschlossen ist, über dessen Daseyn als Zeichen der unbefleckten Jungfrauschaft so sehr viel gestritten und gesagt worden ist.

12.

Die Sache ist so. Die zarte Membran, die die ganze innere Fläche der Mutterscheide bekleidet, bildet in dieser Gegend, über und zwischen den erwähnten Nymphen, eine bald halbe, bald ganze mondförmige Falte, die in dem Mittelpunkt eine Oeffnung hat, welche dem Monatlichen einen Abfluß gestattet, aber beim ersten Beischlafe, wenn er mit gehöriger Kraft von Seiten des Mannes vollzogen wird, als zu enge, nicht selten mit einiger Gewalt zerrissen wird, wobei selbst etwas Blut verloren geht. Bei den Völkern des Morgenlandes war und ist daher das Bettuch ein so großer Beweis für oder gegen die Tugend nach der Brautnacht. Indessen kann Fallen, Onanie u.a. mechanische Nachtheile sie vernichten, ohne daß also physische Entjungferung Statt gefunden hätte, während es im Gegentheile Kunstgriffe genug giebt, auch der ärgsten Buhlerin den Schein der unbefleckten Jungfrau in dieser Hinsicht zu geben. Aus diesem Gesichtspunkte betrachtet, wird dieser ganze Beweis der Jungfräulichkeit, bei uns wenigstens, ungemein zweideutig.

## 13.

### e.

### Die Mutterscheide,

deren Eingang durch jenes Häutchen verschlossen wurde, ist ein cylindrischer, ohngefähr fünf bis sechs Zoll langer Kanal, der im jungfräulichen Zustande ziemlich enge, fest und dicht ist, durch öftern Beischlaf aber und noch mehr durch die Geburt diese Eigenschaften in hohem Grade verliert. Zahlreiche Nerven geben diesem Kanal das feinste Wollustgefühl, zahlreiche Schleimdrüsen befeuchten ihn mit einem milden geruch- und farbenlosen Schleim, um ihn vor dem Nachtheile zu sichern, den das Reiben des männlichen Gliedes beim Beischlafe, der Durchgang des Kindes, haben könnte. Der weiße Fluß, eine Krankheit, die jetzt so sehr häufig die Gesundheit des weiblichen Geschlechts untergräbt, und die physische Liebe vernichtet, ist oft nichts, als eine zu häufige Absonderung dieses Schleimes, die nun in sehr verschiedenen Graden Statt finden kann, und immer eine unmittelbare oder mittelbare Folge der Schwäche dieser Theile ist.

14.

In der Mutterscheide selbst hängt der wichtigste Theil für die Bildung des Menschen,

f.

Die Gebärmutter,

frei, und oben von ihr streng umgeben, hinab mit ihrem untern Theile, der obere größere liegt im Becken selbst zwischen der Harnblase u. dem Mastdarme. Gleich einer zusammengedrückten größern Birne, wo man sich den dünnern Theil nach unten hingerichtet denken muß, liegt sie hier verborgen durch ihre Kleinheit, und in der noch kleinern Höhle ist nur wenig Feuchtigkeit zu finden. Dicht und fest ist die Substanz der Gebärmutter und mit unzähligen Gefässen verwebet. Dadurch wird sie fähig, wenn der Reiz der zu bildenden Frucht auf sie wirkt, an Größe und Umfang, an Dicke an allen ihren Punkten zuzunehmen u. ihre ganze vorige Gestalt zu verlieren. Die schwangere Gebärmutter hat mit der nicht schwangern, besonders mit der jungfräulichen, auch nicht die mindeste Aehnlichkeit in Betreff der genannten Umstände.

Um die Gebärmutter in der Richtung zu erhalten, die ihr und dem Kinde nöthig ist, das in ihr ausgebildet wird, mußten verschiedene Befestigungsmittel angebracht seyn. Deßhalb sind ihr verschiedene Bänder gegeben, die sie theils nach der vordern Seite hin mit der Bauchhaut verbinden, theils dasselbe auf der Fläche des Mastdarms bewirken. Zwei dieser Bänder gehen namentlich durch den schon bei einer andern Gelegenheit erwähnten Bauchring, so wie der Saamenstrang beim Manne, heraus, und verlieren sich in die Substanz der Schaamlefzen.

15.

Zu beiden Seiten der Mutter liegen

g.

die beiden Eierstöcke,

wie man sie nennt. Sie sind schon mehrmals erwähnt worden. In der Gestalt eines plattgedrückten Ovals findet man, bei genauerer Untersuchung, ein weiches, zähes, mit vielen feinen Gefässen, versehenes Gewebe, worin mehr oder weniger Bläschen von verschiedener Größe enthalten sind, die, gleich dem Eiweiß, in der Hitze des siedenden Wassers gerinnen. Ihre Anzahl ist unbestimmt. Bei dem jungfräulichen Eierstocke finden sich circa zwölf bis fünfzehn. Bisweilen sah man ein solches sogenanntes Bläschen zu einer ungeheuern Größe anschwellen. Im Braunschweiger Krankenhaus sah der dort lebende Arzt Hildebrand eines, das das Gewicht von fünfzig Pfund hatte und den Bauch natürlich ins Ungeheuer ausdehnte. Durch den Beischlaf wird bei einem oder zweien solcher Bläschen eine bedeutende Veränderung hervorgebracht, wenn er fruchtbar ist. Es schwillt nämlich an und berstet, so, daß seine Feuchtigkeit herausfließt. Dieß macht denn nun wohl begreiflich, daß diese Bläschen und mithin die Eierstöcke für die Empfängniß nicht weniger wichtig seyn mögen, als die Hoden des Mannes; aber freilich ist über das Wie ihrer Befruchtungsfähigkeit deswegen immer noch das tiefste Dunkel verbreitet.

16.

Mit der Gebärmutter und den Eierstöcken derselben verbinden sich die fallopischen Röhren oder

h.

Muttertrompeten.

Den ersten Namen haben sie von ihrem Entdecker, dem Fallopius, einem italienischen Arzte, der im sechszehnten Jahrhunderte mit zwei andern Aerzten, Vasal u. Eustach, das schönste Kleeblatt der Zergliederungskunst bildete. Mit einer engen Mündung, die in die innere Höhle der Gebärmutter sieht, fangen sie an und endigen sich mit einer franzenähnlichen Ausbreitung, die mit jedem Eierstocke eine Verbindung eingeht. Sie bilden einen engen Kanal, und es fehlt der Vermuthung nicht an Wahrscheinlichkeit, daß nun ihre Bestimmung ist,

1) Den Saamen des Mannes aus der Gebärmutter in die Eierstöcke zu führen;

2) die Feuchtigkeit eines der erwähnten Bläschen oder mehrer in die Gebärmutter zurückzuführen.

Zu diesem doppelten Zwecke stehen sie mit beiden, mit der Gebärmutter und ihren Eierstöcken, in Verbindung, und daß sie selbst zu diesem Zwecke da sind, beweist der Umstand, daß bisweilen ziemlich weit ausgebildete Früchte sowohl in ihnen, als auch in den Eierstöcken selbst, gefunden wurden, wenn durch irgend ein Hinderniß der Uebergang des befruchteten Eierchens in die Gebärmutter verhindert ward.

17.

Dies wäre das, was etwa über die Geheimnisse der Geschlechter gesagt werden kann, um auch dem Laien eine helle Idee von dem Geschäfte beizubringen, wofür sie bestimmt sind. Daß die

Sache selbst, in sofern man nicht auf die begleitenden Umstände, sondern den dabei obwaltenden Grund, Rücksicht nimmt, noch in ein großes Dunkel gehüllt ist, sieht Jeder leicht ein. In welchem Verhältnisse die beiderseitigen Saamenfeuchtigkeiten, jene des Mannes in den Hoden, die des Weibes in den Eierstöcken, zu einander stehen, ist ebenfalls bis auf den Umstand ungewiß und unbestimmt, daß beide bis zu einem gewissen Grade zusammentreffen zu müssen scheinen. Ich sage jetzt mit Fleiß scheinen. Denn auch schwächliche Männer, bei denen die Erektion nicht so lange dauert, daß sie das Wollustgefühl ihres Weibes in den Zustand versetzen könnten, welcher bei dieser zur Entleerung und Ergießung ihrer Feuchtigkeit nöthig ist, erzeugen oft mehrere Kinder. So machen es unzweifelhafte Erfahrungen auch gewiß, daß der männliche Saame keineswegs selbst in die Gebärmutter kommen muß, um Befruchtung zu bewirken. Der Beischlaf fand mehrmals bei nicht zerrissenem Jungferhäutchen, bei keinesweges tiefem Eindringen des männlichen Gliedes in die Mutterscheide, Statt, und demungeachtet erfolgte Schwängerung. Hier war es ohne Zweifel nur der feine ätherische Dunst, der dem Saamen beiwohnt, welcher thätig war. Indessen, wer will darüber rechten? In ein undurchdringliches Gewölke barg sich hier die Natur, und nicht leicht möchte es selbst den spätesten Nachkommen gelingen, es ganz zu durchschauen. Wer vermöchte aber auch wohl die Folgen zu berechnen, die daraus entspringen würden? Ueberlegt man, daß weit über dritthalbhundert verschiedene Zeugungstheorien da sind, von denen die letzte so wenig aufklärt, als die erste, so findet man die so eben gemachte Behauptung gewiß nicht ungegründet oder übertrieben. Ob diese dritthalbhundert vergeblich ersonnenen Theorien den Menschen zu größerer Nachforschung anspornen oder davon abhalten sollten, mag ein Jeder selbst entscheiden, wenn er folgende kleine Darstellung derselben durchdacht hat.

18.

Alle diese Theorien lassen sich nämlich auf zwei Hauptgeschlechter zurückführen.

Nach der einen liegt das zu bildende Geschöpf schon im Keime fertig und bedarf blos der allmähligen Ausbildung, um das zu werden, was alle übrigen Individuen seiner Art sind.

Nach der andern ist kein auszubildendes Geschöpf, sondern bloßer Zeugungsstoff da, dem die Bestimmung mitgetheilt ist, unter gewissen Umständen die Form der Gattung anzunehmen, von welcher das Individuum ist, dem er beiwohnt. Alle die verschiedenen Hypothesen, so weit sie auch auseinander zu liegen scheinen, sind doch nun nichts, als Zweige dieser beyden Hauptstämme.

So z.B. vertheilt sich denn nun gleich die erstere in drei verschiedene Arten. Der eine nimmt an, die Keime sind überall verbreitet: da kann eine Jungfrau schwanger werden, ohne daß sie von einem Manne etwas weiß, gleich der Maria, heiligen Angedenkens. Jetzt glaubt daran niemand mehr, da die Natur nicht Millionen Keime vergeudet, wie es hier der Fall seyn müßte, um einen an seinen Bestimmungsort zu bringen.

Dagegen meynen noch viele Andere, die Keime künftiger Geschlechter seyen im Saamen des Mannes verborgen. Diese Meynung hat sich überhaupt viele Jahrzehnte lang unerschüttert erhalten, u. in der That schien sie auf einem sehr festen Grunde zu ruhen. Man entdeckte nämlich 1677, durch die damals aufgekommenen Vergrößerungsgläser, die sogenannten Saamentierchen im Saamen, u. nun glaubte man hier die künftigen kleinen Menschen zu sehen, die nur auf eine Umarmung warten, um da in die Gebärmutter zu marschieren, aus dieser durch die beschriebenen fallopischen Röhrchen in die Eierstöcke zu gelangen, daselbst mit ihrem Schwänzchen, das als künftige Nabelschnur angesehen wurde, in einem Eychen Wurzel zu schlagen u. das Eychen selbst mitnehmend, wieder in die Gebärmutter zurückzukehren, wo denn nun das

Eychen derselben sich zum Mutterkuchen qualificirte, u. alles successive in der bekannten Ordnung sich entwickelte und von Statten gienge. Weil die Saamenthierchen der unähnlichsten Thiere die größte Aehnlichkeit mit einander hatten, und überdies auch so viele Keime als geopfert gedacht werden mußten, einem die Ausbildung zu verschaffen, dem weiten Weg nicht einmal zu denken, den sie durch das ganze Gebärsystem zu nehmen hatten: so verließ man denn endlich die Meynung, um sie auf einem andern Wege zu erproben.

19.

Man suchte nämlich das in den Eierstöcken der Mutter, was man in den Hoden des Mannes verloren hatte. Der bekannte Dichter und Arzt, Haller, verschaffte dieser Theorie das Ansehen, das noch keine gehabt hatte, und ein Umstand that hier vornehmlich viel.

Haller beobachtet nämlich, daß die Haut des Dotters eines bebrüteten Hühnereyes mit den Häuten des daran hängenden Küchleins unmittelbar durch Blutgefäße zusammenhängend war, und schloß nun am Ende daraus, nebst allen seinen Zeitgenossen, daß beide zugleich da seyn müßten, wenn auch gleich das Küchlein anfangs unsichtbar wäre. Hier war nun freilich ein gewaltiger Fehlschluß gemacht worden, den Blumenbach aufdeckte und zugleich der entgegengesetzten Hypothese den meisten Anhang verschaffte, nach welcher keine präformirten, nur auf Entwickelung wartende Keime zu finden sind, sondern nur ein bildungsfähiger Stoff vorhanden ist.

Es versteht sich übrigens, daß jene Hypothese noch unzählige Gattungen habe; indessen wer will sie alle kennen, wen soll ihre Kenntniß interessieren?

20.

Gehen wir zu der aus verschiedenen andern wieder zusammengesetzten, schon angegebenen Hypothese über. Die des berühmten Blumenbachs ist davon die berühmteste u. allgemeinste. Nach ihr ist ein roher Zeugungsstoff da, der, wenn er an den Ort seiner Bestimmung gelangt, die Fähigkeit hat, eine bestimmte Gestalt anzunehmen, dann Lebenslang sie zu erhalten, und, wo möglich, bei Verletzung, Verstümmelungen wieder herzustellen. Es ist der bekannte Bildungstrieb, den er aufbrachte, der auf der einen Seite übertrieben erhoben, auf der andern bis auf nichts herabgesetzt wurde. Wer davon eine Erklärung des letzten Ursächlichen verlangt, den befriedigt sie so wenig, als irgend eine andere. Wer aber lieber seine Unwissenheit sich so zugesteht, daß er nicht mehr erklären will, als der Standpunkt seines ganzen Geschlechts ihm erlaubt, der wird dem guten Blumenbach auch jetzt noch Beifall geben, wo Naturphilosophie und chemische Physiologie ihn jedes Ansehens berauben wollen.

21.

Schon vor ihm hatte auch Büffon eine Hypothese dieser Gattung geformt, die aber mit seinem Witze zugleich schwand. Organische Theilchen aus allen Theilen des Körpers, gleich Modellen, sollen in der Saamenfeuchtigkeit sich vereinigen, und so, in die Gebärmutter aufgenommen, den Embryo bilden. Er vergaß, daß dann der Mann überflüßig für die Zeugung wäre, da das Weib schon alle Theile besitzt, er vergaß ein Plätzchen ausfindig zu machen, wo die Geschlechtstheile des andern Geschlechts hinkommen, wenn das Kind von dem einen ist; er vergaß endlich die Quelle anzuzeigen, die dem Embryo die Theile giebt, welche kein erwachsenes Individuum des einen oder des andern Geschlechts hat*).

Ein berühmter nun verstorbener Arzt, Reil in Halle, nimmt einen organisirten Stock oder Keim an, der in den Eierstöcken der Mutter der Erweckung, Belebung durch den männlichen

*) Z. B. die Nabelschnur etc.

Saamen harrt. Ein Schottländer, Darwin, läßt den Uranfang des Menschen aus dem väterlichen Blute absondern, so daß er aus einem einfachen Filamente besteht, das aber der Empfindung fähig ist, gereizt werden kann, Willen und Association hat, wozu er noch einige Neigungen und Gewohnheiten fügt. Zur Zeit der Zeugung wird dieses so ausgerüstete Filament in ein ihm zubereitetes Nest aufgenommen, und durch den Reiz der es umgebenden Flüssigkeiten dahin gebracht, sich in einen Kreis zu beugen, eine Röhre zu bilden, wo es Nahrung aufnimmt, neue Theile anwachsen läßt, und zwar so, daß Gehirn und Mutterkuchen zuerst durch die Reizungen, die es erfährt, gebildet werden.

Jetzt hat man sogar das uralte System der Fäulniß, der *generatio aequivoca* wieder vorgenommen. Nach diesem ist jede Zersetzung – Fäulniß – auch *eo ipso* wiederbeginnende Zusammensetzung, – Leben, mit einem Worte. Wer meine Ausgabe des Millots besitzt, kann sie ausführlicher kennen lernen.

## Schluß.

Ueberall Aufwand des menschlichen Scharfsinnes, und nirgends eine hinreichende Belohnung dafür; im Gegentheil, wie mich deucht, den Muth niederschlagende Erfahrung. Wer hier vorwärts schreitet, muß auf jeden Schritt Acht haben, nicht fehl zu treten, noch weniger mache er sogleich Wahrscheinlichkeit zur Wahrheit. Noch gelang es bis jetzt Keinem weiter, als in den Vorhof einzutreten, der das innere Heiligthum der Natur umgiebt, und Viele kamen nicht einmal bis an die Schwelle dieses. Ich schließe hier mit dem Wunsche, die Wißbegierde manches Lesers auf die rechte Bahn gebracht und einen nützlichen Beitrag für einen Gegenstand im praktischen Leben geliefert zu haben, der unter allen das meiste Interesse hat.

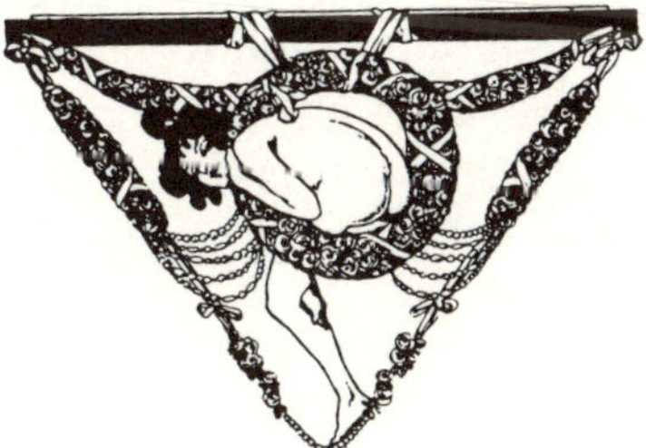

## Nachschrift.

Vielleicht ist es manchem Leser angenehm, am Schlusse dieser Blätter zu erfahren, daß der Herausgeber derselben einen Schaamgürtel erfunden hat, welcher, ein bis zwei Monate getragen, gegen das Unvermögen des Mannes, das aus Onanie oder übermäßigem Genuß des Beischlafs entstand, mithin auf örtlicher Schwäche der Zeugungstheile beruht, ungemeine Kräfte äußert. Es wirkt gewiß nichts mehr, wenn er seine Hülfe versagt. Dagegen aber that er oft die auffallendsten Dienste, wo alle andere Mittel die ihrigen verweigerten. Der Herausgeber behält sich vor, ihn an diejenigen, welche mit ihm darüber korrespondiren, gegen Einsendung von 1 Louis d'or abzulassen*), und wird ihn nirgends in Commission geben, um stets zugleich über die etwa noch nöthigen Nebenverordnungen, nach Maaßgabe der Umstände entscheiden zu können: da es unmöglich ist, daß ein Mittel überhaupt in allen einzelnen Fällen gleich gut sey, und es im Gegentheil mancher Abänderungen und Zusätze bedarf, um recht heilsam zu werden.

*) Bei Aermern werde ich davon so viel, als über die baaren Auslagen ist, gern nachlassen.